ESSAI

SUR

LA PATHOGÉNIE

DES

MALADIES NERVEUSES

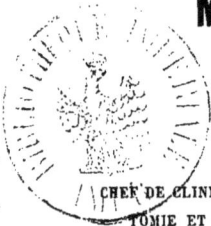

PAR ALFRED CASTAN

DOCTEUR EN MÉDECINE

CHEF DE CLINIQUE MÉDICALE, ANCIEN ÉLÈVE DE L'ÉCOLE PRATIQUE D'ANA-
TOMIE ET D'OPÉRATIONS, DE L'ÉCOLE PRATIQUE DE CHIMIE ; MEMBRE
TITULAIRE DE LA SOCIÉTÉ MÉDICALE D'ÉMULATION DE MONTPELLIER, ETC.

« *Non unam aliquam sedem habet
malum, quod hypochondriacum dicitur,
sed totius corporis est morbus.* »
MEAD ; *De malo hypochondriaco.*

MONTPELLIER

TYPOGRAPHIE DE BOEHM, IMPRIMEUR DE L'ACADÉMIE
Éditeur du MONTPELLIER MÉDICAL

1859

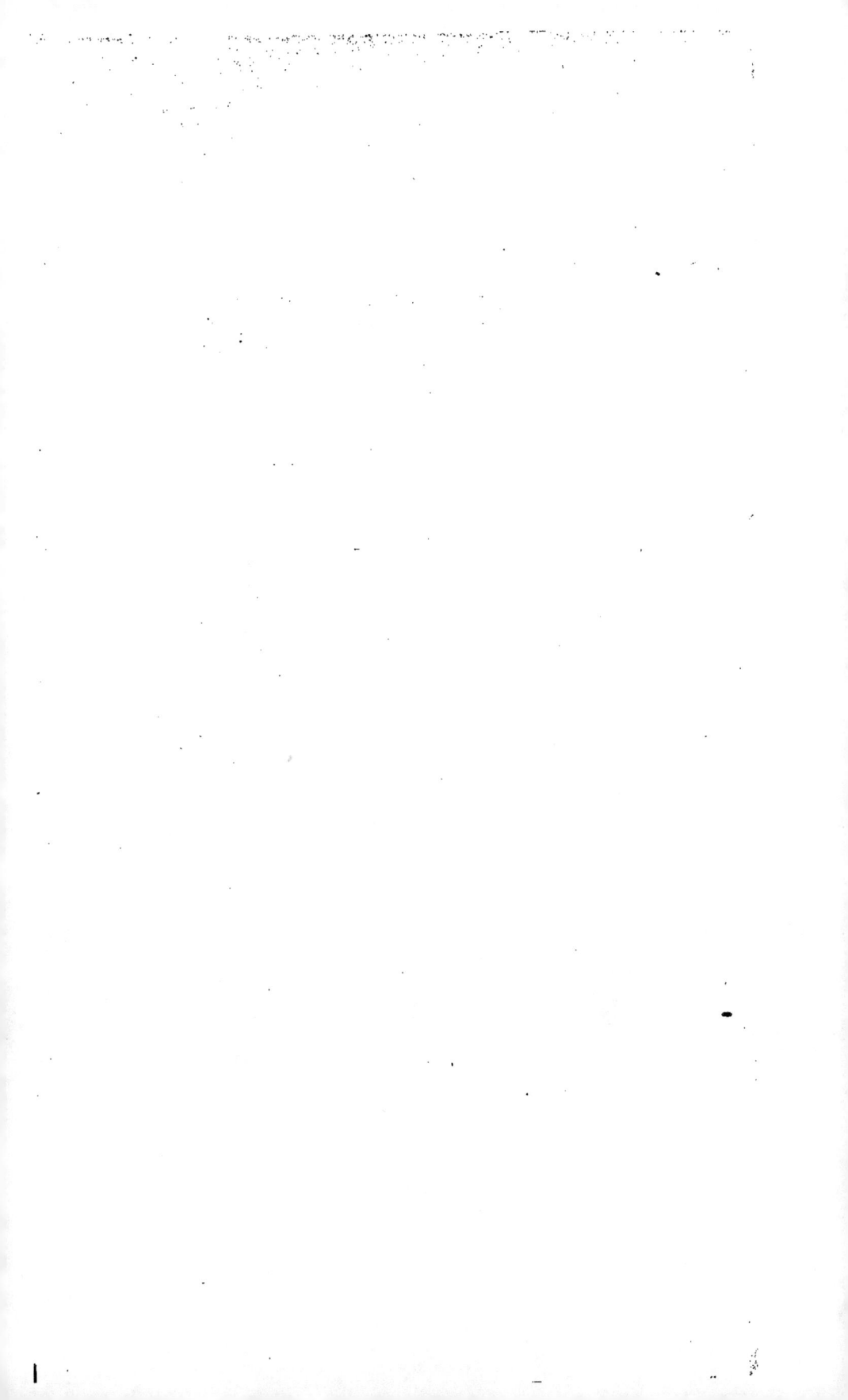

A MES PARENTS.

A. CASTAN.

À mon Oncle

Monsieur ANGLADA,

Professeur à la Faculté de Médecine de Montpellier; Membre titulaire de l'Académie des Sciences et Lettres de la même ville ; Correspondant de la Société impériale de médecine de Marseille, de la Société médicale du département d'Indre-et-Loire, de l'Académie de chirurgie de Madrid , etc.

Témoignage de reconnaissance et d'affection pour l'instruction que j'ai acquise auprès de vous, pour les bontés dont vous m'avez comblé.

A. CASTAN.

A Monsieur DUPRÉ,

Professeur à la Faculté de Médecine de Montpellier ; Médecin en Chef
à l'Hôtel-Dieu Saint-Éloi ; Chevalier de la Légion d'Honneur ; Membre
de l'Académie des Sciences et Lettres de Montpellier ; Vice-Président
de la Société hydrologique du Midi ; Ancien Inspecteur d'eaux miné-
rales, etc.

*J'ai trouvé en vous un Maître dont
les enseignements ont oplani les difficultés de mes premières études, un
ami dont les conseils ont toujours été
pour moi du plus précieux secours.
Permettez-moi de vous donner aujour-
d'hui un gage des sentiments profonds
de gratitude que je vous dois.*

A. CASTAN.

A Monsieur FUSTER,

Professeur à la Faculté de Médecine de Montpellier; Médecin en Chef
à l'Hôtel-Dieu Saint-Éloi, etc.

Souvenir des bontés que vous
avez eues pour moi.

A Monsieur JAUMES,

Professeur à la Faculté de Médecine de Montpellier ; Chevalier de la
Légion d'Honneur ; Membre de l'Académie des Sciences et Lettres de
Montpellier; Président de la Société médicale d'émulation de la même
ville, etc.

Témoignage de respect et de
reconnaissance.

A. CASTAN.

A MES MAÎTRES.

A mes Amis.

A. CASTAN.

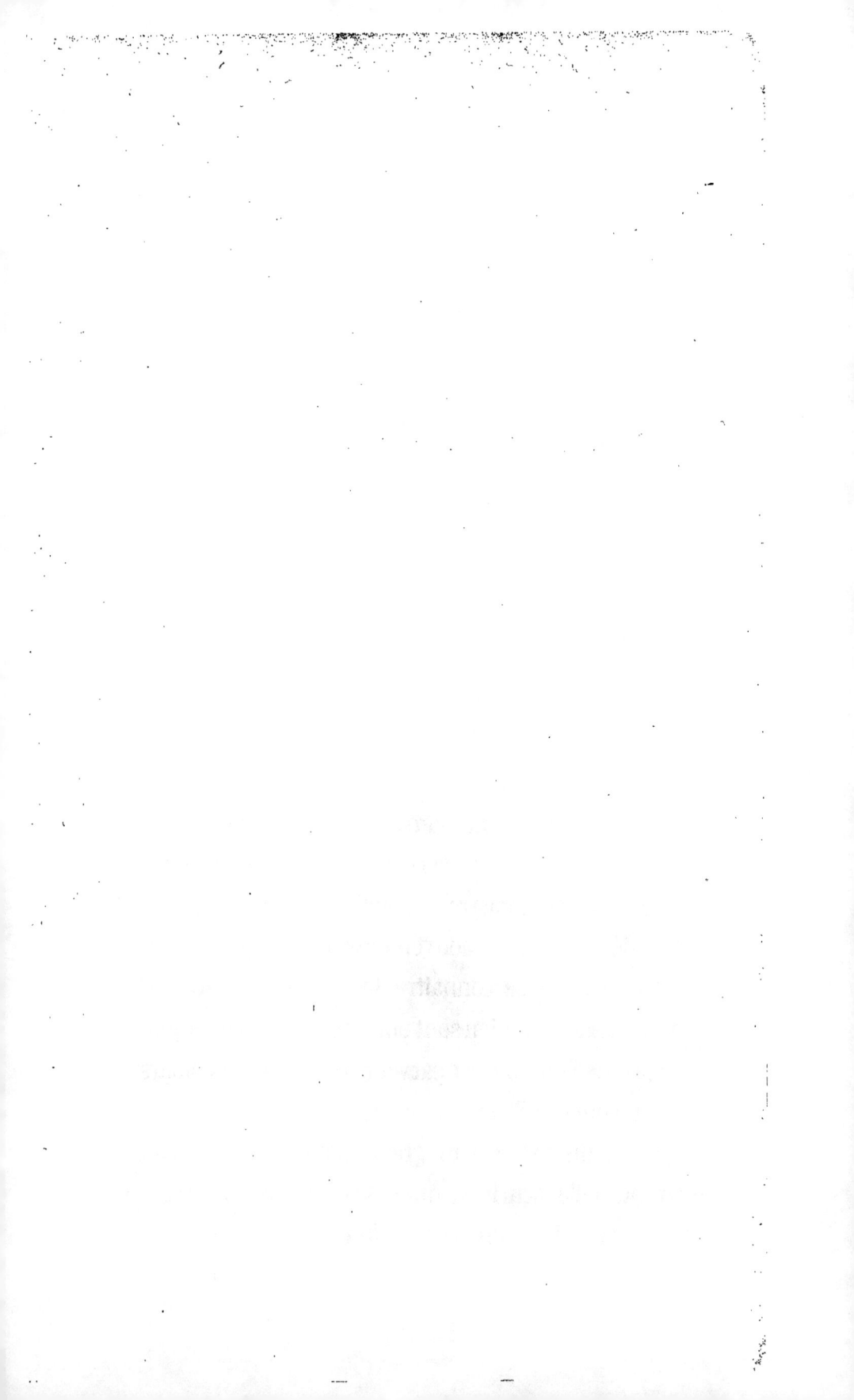

AVANT-PROPOS

« L'entendement humain, disait Sarcone, a su s'ouvrir une route à travers les immenses et lumineuses régions des astres, pour en épier les secrets et en découvrir les mouvements et les phases, et l'homme n'a pu se connaître lui-même. » Si les paroles du médecin italien sont empreintes d'exagération, si l'esprit de l'homme est parvenu à connaître plusieurs des problèmes afférents à sa nature intime, il n'en est pas moins vrai qu'un grand nombre encore sont environnés d'obscurités, quelques-uns même plongés dans les ténèbres les plus profondes.

Au nombre des questions sur lesquelles règnent encore les plus grandes incertitudes, nous devons certainement mettre en première ligne les maladies nerveuses. Les opinions les plus diverses ont en effet de tout temps été émises sur leur nature, et de nos jours encore on trouve parmi les médecins les idées les plus opposées. Les formes multiples sous lesquelles ces affections peuvent s'offrir, les difficultés que l'on rencontre quand il s'agit de fixer le rôle précis des nerfs, les circonstances variées à l'infini dans lesquelles ces maladies se montrent, nous paraissent devoir être signalées comme les principales causes de cette diversité d'opinions. Frappé de cette divergence, nous avons voulu nous faire une idée nette et précise de ce qu'on doit entendre dans la science par maladies nerveuses. Nous avons entrepris cette étude sans prévention aucune, et dans le but unique de rechercher la vérité ; nous avons cru la rencontrer dans les idées admises à Montpellier et développées par Barthez, Dumas, notre maître M. le professeur Dupré, etc. C'est donc la doctrine vitaliste qui nous servira de guide dans les développements auxquels nous nous livrerons, et ce sont ses principes appliqués à la pathogénie des maladies nerveuses, que nous allons exposer. Nous savons que les imperfections de ce travail seront nombreuses ; mais nous espérons que nos Juges voudront bien prendre en considération les difficultés du sujet, et qu'ils nous continueront la bienveillance à laquelle ils nous ont habitué pendant tout le cours de nos études.

Nous diviserons notre travail en deux parties. Dans la première, nous exposerons les diverses opinions émises sur la nature des affections névropathiques ; dans la seconde, nous dirons quel est le véritable sens que l'on doit attacher à l'expression *maladies nerveuses ;* nous montrerons rapidement quelles sont leurs limites, nous indiquerons leurs caractères, leurs causes, et nous terminerons par quelques applications thérapeutiques, qui nous permettront de montrer la justesse et la vérité des idées que nous avons adoptées.

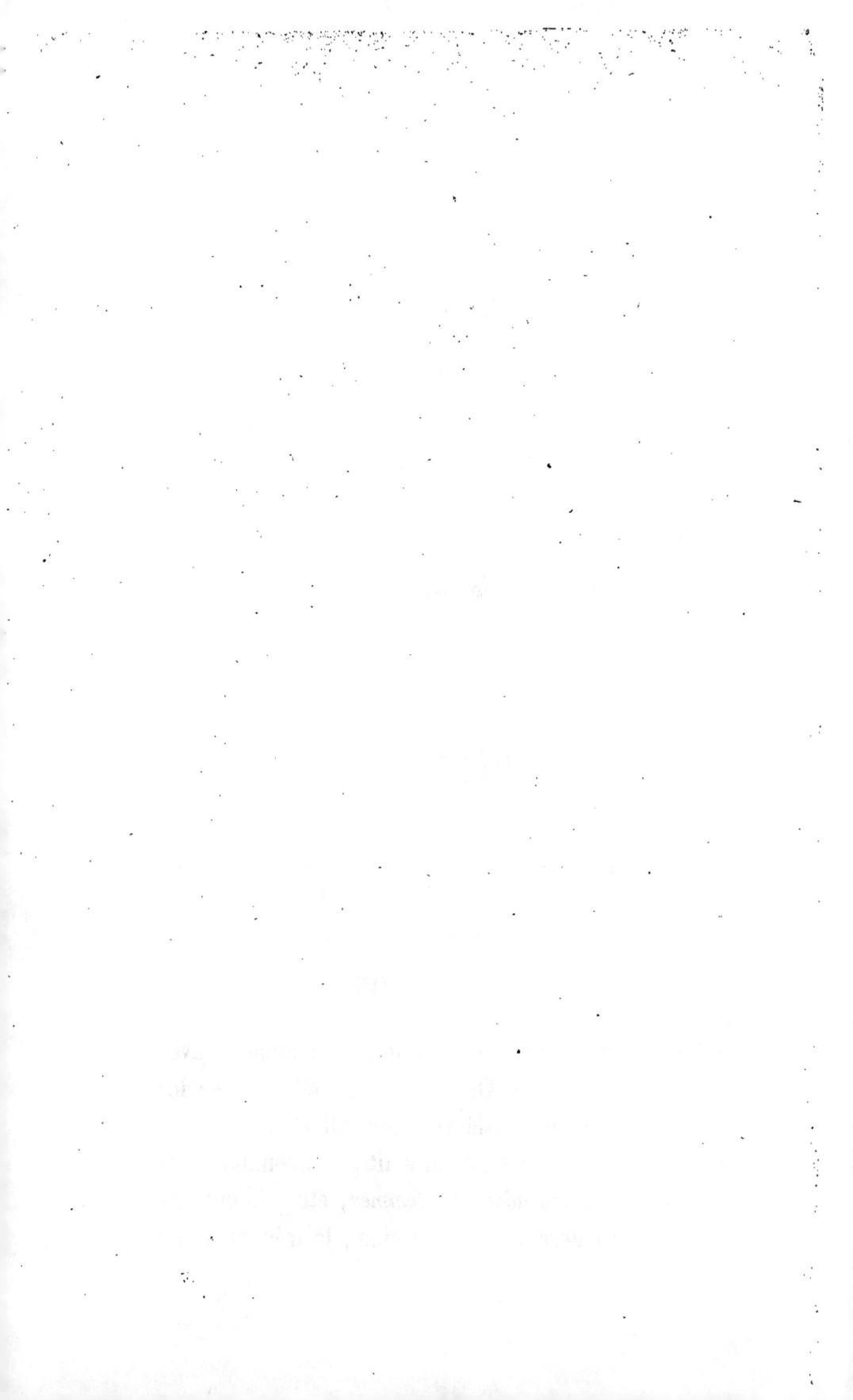

ESSAI

SUR

LA PATHOGÉNIE

DES

MALADIES NERVEUSES

❦

PREMIÈRE PARTIE

—

EXAMEN DES DIVERSES OPINIONS ÉMISES SUR LA NATURE DES MALADIES NERVEUSES.

INTRODUCTION.

L'étude des maladies nerveuses a commencé avec celle de la médecine. On trouve, en effet, dans les écrits d'Hippocrate plusieurs traités attestant que cette partie de notre science ne lui était pas inconnue. (*Du mal sacré*, *des maladies des femmes*, etc.) Depuis les ouvrages du Père de la médecine , la fréquence des

affections nerveuses, les formes extrêmement variées
qu'elles présentent, les difficultés de leur traitement,
ont été autant de motifs qui ont attiré sur elles l'attention des observateurs de tous les siècles. Néanmoins,
jusqu'à Cullen elles avaient été mal comprises, et
rapportées toujours à quelque altération anatomique,
ou à quelque état morbide dont elles n'étaient que
les manifestations. Cullen eut le mérite de distinguer
les affections nerveuses, d'en faire une classe à part ;
et si ses idées laissent encore beaucoup à désirer, on
n'en doit pas moins reconnaître qu'il est le premier
qui ait appelé d'une manière spéciale l'attention des
médecins sur ces maladies, et il nous paraît ainsi mériter le titre qu'on lui a décerné, de créateur de la classe
des névroses. Après lui, plusieurs médecins ont suivi
la voie qu'il avait tracée, et se sont livrés avec ardeur
à l'étude des lésions du système nerveux. Il nous suffira de citer les noms de Tissot, Barthez, Cerise,
Sandras, etc. Au lieu de l'énumération froide et sté-
rile des divers auteurs qui ont écrit sur les maladies
nerveuses, nous avons préféré les classer en plusieurs
catégories, représentant chacune des principales opinions auxquelles nous croyons pouvoir rapporter les
diverses idées émises sur la nature des névroses. Nous
aurons ainsi l'avantage de discuter plus longuement
les points principaux et importants de ce sujet, en
laissant de côté les vues individuelles de chaque auteur,
et nous espérons pouvoir ainsi nous élever à une no-

tion exacte de la pathogénie des maladies nerveuses.

Or, nous croyons qu'on peut facilement ranger les médecins qui se sont occupés de ces états morbides, en deux groupes primitifs, suivant qu'ils les ont regardés comme prenant leur origine dans une altération matérielle, ou comme étant essentiels, existant par eux-mêmes, et ne demandant nullement, pour avoir la raison de leur existence, la présence d'une lésion organique; suivant, en d'autres termes, qu'ils ont admis des maladies nerveuses avec ou sans matière.

A. Dans la première catégorie, nous trouvons :

1° Les auteurs qui ont placé le siége de l'état nerveux dans les nerfs eux-mêmes ou le centre encéphalo-rachidien ;

2° Des médecins qui ont cherché la cause de la maladie nerveuse, soit dans une altération des nerfs, soit dans une lésion de tout autre organe ;

3° Cette idée a été tellement exagérée par quelques médecins, qu'ils en sont venus au point de nier l'existence de toute affection névropathique, comme formant un groupe à part et demandant une place particulière dans le cadre nosologique. Pour eux, les maladies nerveuses ne sont que des symptômes de toute autre affection du corps vivant. L'originalité de cette opinion demande que nous lui consacrions un article spécial.

B. Les médecins qui ont regardé les maladies

nerveuses comme étant indépendantes de tout phénomène anatomique, peuvent aussi se distinguer en :

1º Ceux qui les ont rattachées à un trouble particulier dans les fonctions des nerfs eux-mêmes, ou à
une lésion des divers agents hypothétiques auxquels
on a rapporté leur action (esprits animaux, fluide
nerveux);

2º Ceux qui les ont considérées comme provenant
d'une altération spéciale des forces du système vivant,
connues sous le nom de facultés sensitives et motrices, ou des rapports qu'elles doivent conserver entre
elles.

Étudions en particulier chacune de ces diverses
opinions.

SECTION I.

EXAMEN DES SYSTÈMES LOCALISATEURS.

CHAPITRE 1.

Localisation des affections nerveuses dans les nerfs ou les centres nerveux.

Le premier système qui se présente à nous est celui qui place la cause des maladies nerveuses dans une altération matérielle des organes qui servent à la production du sentiment et du mouvement. Cette idée est représentée dans la science par Boërhaave, Pomme, Georget, Roche, M. Piorry, etc.

Boërhaave[1], apportant dans l'étude des névroses les principes de l'école mécanique, dont il était le plus fervent élève, a toujours cherché un changement dans

---

[1] Nous n'entendons pas faire un rapprochement complet au point de vue doctrinal entre les divers auteurs que nous mentionnerons; nous savons par exemple que Boërhaave a souvent eu des idées plus larges et plus élevées que celles des organiciens de nos jours; mais il se rapproche de ces derniers par des points qui leur sont communs dans la doctrine des maladies nerveuses. Aussi avons-nous dû les placer dans la même catégorie.

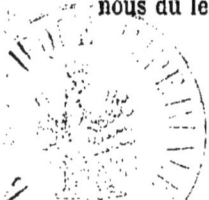

la constitution anatomique des nerfs, des centres nerveux, ou de leurs enveloppes. C'est cette pensée qui lui fait étudier les maladies du cerveau, des membranes, comme de véritables affections nerveuses ; qui lui fait ranger dans cette classe l'apoplexie sanguine, dont les symptômes, la marche, les terminaisons, les désordres cadavériques démontrent cependant d'une manière évidente la nature organique [1].

De même *Pomme*, que sa rivalité avec Whytt a rendu célèbre, a voulu donner aux maladies nerveuses une origine toute matérielle ; il a prétendu que « la cause prochaine des affections vaporeuses doit être attribuée à la tension et au raccornissement des nerfs. La sécheresse des membranes et des nerfs, dit-il, forme elle-même ce raccornissement qui seul enfante tous les symptômes de la maladie que j'attaque. Vouloir les rétablir ensuite dans leur première situation, c'est leur rendre tout l'humide dont ils sont dépourvus ; c'est de cette manière que je prétends triompher de la cause que j'assigne ; la plus invétérée ne pourra y résister [2]. » Telle est la théorie de Pomme, à laquelle il avait dû être conduit par les succès de son traitement. Ayant vu, dans un grand nombre de mala-

---

[1] Boërhaave ; *De morbis nervorum.*
[2] Pomme; Traité des affections vaporeuses des deux sens. Préface, pag. VIII et IX.

dies nerveuses, réussir les calmants, les adoucissants, il avait imaginé, pour expliquer cet effet, une tension, un raccornissement des nerfs, hypothèse inutile dont nous ne nous arrêterons pas à montrer toute la fausseté.

Les nouvelles vues doctrinales apportées dans la science par Bichat devaient nécessairement donner une nouvelle impulsion aux idées organiciennes. Le célèbre axiome : Qu'est l'observation si l'on ignore le siége du mal ? engageait les médecins du commencement du XIXᵉ siècle à chercher continuellement une cause anatomique aux névroses ; aussi le principe de la localisation des affections névropathiques dans les nerfs fut-il à cette époque reproduit avec plus de force et d'assurance, et érigé en véritable système.

C'est ainsi que *Georget* s'attache surtout à combattre l'idée d'après laquelle les névroses seraient le résultat d'une lésion vitale existant sans changement dans l'état des organes. « Cette explication est peu satisfaisante, dit-il ; les bons esprits de nos jours pensent qu'il n'y a point de maladies sans lésion matérielle des organes, et ils se contentent de dire que dans les cas où ils ne peuvent apercevoir cette lésion, elle existe, mais d'une manière jusqu'ici imperceptible aux sens[1].» Avouons au moins que ces bons esprits se contentent

---

[1] Georget; Dictionnaire de médecine, art. *Névrose*.

de peu. Nous retrouverons plus tard cette théorie am-
plement développée par M. Piorry ; nous en renvoyons
donc l'examen au moment où nous discuterons le système de ce médecin.

M. *Roche*, qui s'est complètement séparé de Broussais son maître, en faisant des névroses une classe
particulière et distincte de maladies, se rapproche par
ses opinions des auteurs précédents. Au milieu des
diverses idées qui sont jetées d'une manière confuse
dans le cours de son article, on peut cependant reconnaître que d'après lui un désordre matériel est nécessaire pour l'explication des phénomènes nerveux. C'est
ce qui nous paraît ressortir suffisamment des passages
suivants : « Les névroses sont des irritations nerveuses.
... L'accumulation du fluide nerveux sur une partie est
le caractère fondamental de la névrose. Cette accumulation est tout aussi matérielle que celle du sang dans
les tissus enflammés ; mais elle n'est pas visible comme
elle [1]. » Nous voyons encore reparaître ici cette altération matérielle invisible, que les localisateurs nous
présentent comme une chose toute naturelle et dont
ils se servent d'autant plus volontiers qu'elle est pour
eux un argument inattaquable, derrière lequel ils
pourront toujours se retrancher et trouver dans leurs

[1] Roche et Sanson ; Éléments de pathologie médico-chirurgi-
cale, tom. II, pag. 273 et 274.

moments de faiblesse un abri sûr et pour ainsi dire inviolable.

Nous arrivons en dernier lieu à M. *Piorry*[1], qui a poussé l'opinion que nous examinons en ce moment jusqu'à ses dernières limites. Les idées que le professeur de Paris a émises dernièrement, soit devant l'Académie, soit dans ses leçons, nous paraissent assez curieuses pour que nous les exposions avec plus de développements que les précédentes.

« L'état nerveux, dit M. Piorry, est-il un phénomène vital ? Il est vital, répond-il, en ce sens qu'il a lieu dans des organes vivants ; il n'est pas vital si on le présente en dehors et indépendamment de toute organisation... Vouloir l'expliquer par un modificateur du principe vital, c'est faire des hypothèses sans portée, qui ne rendent compte de rien et qui embrouillent tout[2]. »

Nous verrons plus tard si la doctrine qui fait dépendre les maladies nerveuses non d'un modificateur, mais d'une modification des forces de la vie, est une

---

[1] Il nous a souvent été difficile de classer les auteurs dans une catégorie à laquelle ils appartinssent par tous les points ; nous avons choisi en général, pour faire cette classification, l'idée capitale du système de chaque médecin. C'est ainsi que M. Piorry, qui en plusieurs endroits semble se rattacher à la catégorie suivante, devait cependant par sa théorie de la vibration appartenir à cette première classe.

[2] Gazette des hôpitaux, 17 février 1859.

hypothèse sans portée et qui embrouille tout. Constatons pour le moment que M. Piorry rejette toute supposition, qu'il veut des faits visibles, palpables, et nous verrons bientôt quelle qualification on peut donner à son système. M. Piorry continue : « L'agent inconnu qui nous anime est la source de toute vie ; or, il est un. » C'est là une vérité unanimement reconnue à Montpellier, et sur laquelle nous nous trouvons parfaitement d'accord avec le professeur de Paris. Mais M. Piorry ajoute que cet agent inconnu ne peut être malade. « Par conséquent, dit-il, il est impossible qu'il soit le point de départ des névropathies, et celles-ci ne peuvent être causées que par des modifications de l'organisme [1]. »

Si le principe vital ne peut être malade, il est évident qu'on ne saurait le regarder comme la cause des névroses. Les conclusions sont parfaitement déduites de leur principe ; mais nous aurions désiré que M. Piorry nous montrât la vérité de son point de départ. Pourquoi, au lieu de le poser comme un fait absolu, n'a-t-il pas cherché à l'établir sur des raisonnements solides, sur des preuves irrécusables ? Nous aurions pu alors suivre le médecin de la Charité dans toutes ses déductions, ce qui nous sera impossible tant qu'il ne nous aura pas amené à admettre son principe. Vous reconnaissez l'existence « *d'un agent inconnu qui*

[1] *Loc. cit.*

nous anime, qui est la source de toute vie ; » vous faites
en cela, du reste, plus que nous n'osions espérer,
et nous pourrions en tirer une preuve éclatante pour
montrer comme quoi la doctrine vitaliste s'impose nécessairement, même aux esprits qui lui ont voué l'an-
tipathie la plus profonde. Cet agent inconnu, vous
l'appelez principe vital, choisissant ainsi le nom qui
lui avait été donné par Barthez : vous auriez pu le
désigner sous les noms de force vitale, de force vi-
vante, de cause de la vie, de nature, d'ενορμον, d'*im-
petum faciens*, etc. Le mot nous importe peu, pourvu
que vous admettiez l'idée : ce n'est qu'au principe que
nous tenons. Vous reconnaissez d'une autre part que
l'âme peut subir des modifications ; vous êtes bien
obligé, en effet, de convenir que l'homme n'est pas
continuellement semblable à lui-même dans tout le
cours de sa vie. Les violentes passions qui s'emparent
d'un individu dans certains moments de son existence,
qui vont quelquefois jusqu'à lui faire oublier même
les devoirs les plus sacrés, constituent-elles des états
physiologiques ou pathologiques du principe psychique?
L'homme serait bien digne de la plus grande pitié, si
c'était là pour lui un état naturel. Ces folies transi-
toires, dont M. Devergie a dernièrement donné un si
remarquable exemple [1], sont-elles, oui ou non, des

[1] Séance de l'Académie de médecine du 14 décembre 1858.
Voir la Gazette des hôpitaux du 16 du même mois.

états pathologiques , des maladies de l'âme[1]? Vous connaissez trop bien la continuité, la persévérance des lésions organiques, pour vouloir expliquer ce trouble dans les fonctions intellectuelles de l'homme par une altération matérielle, accessible à tous les sens! Et cependant vous ne pouvez méconnaître l'unité du principe psychique!

Si donc l'âme , tout en étant une , peut cependant être malade , pourquoi refuseriez-vous à la cause des phénomènes vitaux la triste propriété, que nous voudrions bien du reste pouvoir lui enlever réellement , d'être altérée et modifiée ? Il nous est donc impossible de reconnaître la vérité des objections faites à la doctrine vitaliste. M. Piorry continue : « L'anatomie trouve très-bien la raison anatomique de certaines aliénations mentales , de divers délires , d'un grand nombre de névralgies, etc. Pendant la vie , certains phénomènes dits fonctionnels , rapportés aux névroses , sont de toute évidence complètement organiques. »

Nous ne pouvons qu'adopter ce principe de M. Piorry, dont M. le professeur Dupré a parfaitement démontré toute la vérité dans son excellente thèse de concours sur la distinction entre les maladies nerveuses et les maladies organiques avec lesquelles on peut les con-

---

[1] La folie peut , comme les maladies nerveuses, dépendre d'un état organique ou d'un état vital, d'un spasme, par exemple, du cerveau; mais dans quelques cas on est obligé par exclusion de reconnaître que l'altération primitive porte sur le sens intime.

fondre. Mais nous regrettons de ne pouvoir admettre les exemples que M. Piorry donne comme preuves à l'appui de ses assertions : « le cercle lumineux et oscillant de la migraine irisalgique, les asthmes en rapport avec l'emphraxie bronchique ou avec le refoulement du diaphragme, le tétanos, conséquence terrible d'une plaie très-douloureuse, les convulsions causées par la strychnine, etc. ; toutes ces souffrances névrosiques ne sont pas des affections sans matière, mais bien des résultats de modifications matérielles, survenues dans nos organes. » Ces explications sont-elles suffisantes ? Peut-on en effet donner à l'asthme, au tétanos, des causes aussi matérielles qui, seules, agiraient dans la production de ces maladies ? Sans doute l'emphysème existe souvent en même temps que l'asthme ; mais il est impossible d'admettre pour cela qu'il en soit la cause prochaine. L'asthme, en effet, a été observé dans un grand nombre de circonstances, sans que dans le principe il y ait eu emphysème ; mais la gêne qu'il amène dans la respiration peut consécutivement, et par une répétition trop fréquente des accès, produire la dilatation des vésicules pulmonaires, de telle sorte que cette dernière altération est une conséquence de l'affection nerveuse, au lieu d'en être l'origine. Le tétanos ne peut pas davantage être regardé comme le résultat d'une plaie, quelque douloureuse qu'elle soit. Ne voit-on pas cette névrose produite par les blessures les plus légères, alors qu'une lésion bien plus étendue restera à ce point de vue sans effet aucun. En outre, le tétanos peut exister indépendamment de toute altération extérieure.

Nous nous rappelons avoir vu il y a quelques années dans les salles de l'Hôtel-Dieu Saint-Éloi, un jeune ouvrier âgé de 14 ans, atteint de cette névrose à la suite d'excès de masturbation. Nous pouvons encore donner comme exemple de tétanos essentiel, le fait d'un jeune enfant d'un mois environ, attaqué de cette maladie sans qu'une plaie ou toute autre cause appréciable pût expliquer son existence. Nous parvînmes, avec le concours éclairé de M. le professeur agrégé Girbal, à guérir cet enfant au moyen du sirop de belladone, des frictions avec la teinture de digitale, des bains et des cataplasmes émollients.

Les exemples choisis par M. Piorry ne suffisent donc pas pour que nous puissions admettre la théorie qu'il propose. L'anatomie pathologique ne nous fournit en effet qu'une des données nécessaires à la connaissance complète de la théorie des maladies nerveuses. En dehors de l'altération, il y a une prédisposition particulière qui fait, par exemple, que l'emphysème dans tel cas donnera naissance à l'asthme, que telle plaie déterminera le tétanos. Mais les lésions ne jouent jamais que le rôle de cause provocatrice; la véritable cause prochaine est dans l'altération des forces du système vivant. M. Piorry a du reste si bien compris que la lésion organique ne suffisait pas à l'explication des névroses, qu'il a admis des maladies nerveuses dans lesquelles on n'a pas observé de désordres anatomiques; mais, ajoute-t-il, « c'est que l'on n'a pas pu ou que l'on n'a pas su les constater. »

M. Piorry reprend ainsi le grand argument des médecins localisateurs, de Georget, de Roche, etc. Ce raisonnement aurait pu être de quelque valeur dans la médecine antique, alors que l'anatomie encore peu avancée ne pouvait offrir de grandes ressources aux médecins. Mais aujourd'hui que cette science a fait de si remarquables progrès, aujourd'hui que la chimie, le microscope, nous permettent de pénétrer tous les secrets de l'organisation, de surprendre pour ainsi dire la vie dans l'accomplissement de ses actes ; aujourd'hui que tant d'hommes illustres, se livrant, avec une ardeur que rien n'égale, à l'étude des faits anatomiques et physiologiques, ont enrichi la science de si magnifiques découvertes, peut-on, quand on ne constate pas d'altération, se rejeter sur ce futile argument que l'on n'a pas pu ou su la trouver? Et c'est à cette lésion invisible, inappréciable par tous les sens et par tous les moyens d'investigation, que l'on veut attacher le pouvoir de produire des maladies aussi terribles, aussi profondément enracinées dans le système, que l'épilepsie par exemple ! Mais quels devraient être alors les résultats d'une de ces lésions organiques que tout œil peut apercevoir, même sans avoir reçu une éducation préalable? Or, l'expérience

montre que souvent les désordres les plus étendus existent sans amener aucun retentissement général. N'a-t-on
pas vu par exemple des tumeurs s'enkyster et séjourner
dans un organe pendant de longues années, sans qu'aucun symptôme fâcheux manifestât leur présence? En
outre, l'altération existante n'est pas toujours primitive; elle est au contraire très-souvent consécutive.
Nous en avons cité un cas en parlant de l'emphysème produit par l'affection nerveuse, l'asthme; nous
en trouverions un autre exemple dans les palpitations,
qui, d'abord essentielles, amènent dans bien des cas,
à leur suite, des lésions organiques du cœur, soit une
hypertrophie. Ces altérations à leur tour pourront
agir sur la maladie nerveuse; l'emphysème produira
des répétitions plus fréquentes des accès d'asthme;
l'hypertrophie du cœur accroîtra l'intensité des palpitations. Il y aura là une succession fâcheuse dans
laquelle la névrose sera tour à tour cause et effet;
mais il n'en reste pas moins établi que l'on ne peut
regarder les maladies nerveuses comme le résultat de
la lésion anatomique seule.

Les réflexions qui nous sont suggérées par l'étude
des affections névropathiques pourraient, du reste, être
appliquées à toutes les maladies essentielles. L'École
moderne a généralement donné une trop grande importance au phénomène anatomique. Elle a, par exemple,
fait consister la fièvre typhoïde dans l'altération des follicules de Brunner et des plaques de Peyer; or, ne sait-

on pas que les affections typhoïdes les plus graves,
celles qui tuent dans le premier septénaire, sont celles
précisément dans lesquelles l'autopsie ne démontre pas
la présence de lésions cadavériques? Ne sait-on pas
aussi que dans celles dont la durée est plus longue,
on voit déjà un commencement de cicatrisation des ul-
cérations intestinales? Ces faits nous paraissent établir
d'une manière suffisante que l'altération pathologique
des follicules de Brunner ou des plaques de Peyer
ne constitue pas en entier la fièvre typhoïde. Ce n'est
donc pas l'anatomie pathologique qui pourra nous
donner une connaissance exacte de la nature des maladies. Nous ne voulons certes pas refuser à cette
science tout intérêt et toute utilité. Dieu nous garde
d'une telle hérésie ! Notre conviction intime, au contraire, est que dans le traitement d'une maladie, on
doit tenir en grande considération les désordres locaux,
qui constituent évidemment une source importante
d'indications thérapeutiques. Mais ce que nous nions,
c'est que la lésion anatomique puisse être considérée
comme la cause première des maladies, et qu'à ce titre
elle doive seule attirer l'attention du praticien.

Revenons à M. Piorry. Nous avons vu que le professeur de Paris avait rejeté l'essentialité des maladies
nerveuses, qu'il regardait comme un dogme purement
hypothétique; nous l'avons vu ensuite chercher toujours une lésion matérielle pour expliquer l'existence
de la névrose, et prétendre que dans les cas où l'on

n'avait pas pu la constater, la faute en était due au
médecin, qui ne possédait pas les connaissances suffisantes pour la trouver. Or, M. Piorry affirme avoir
découvert dans tous les cas cette altération. « Un grand
nombre de névroses, dit-il, ont pour point de départ
une oscillation, une vibration, que le malade éprouve
manifestement, bien que le médecin ne puisse la découvrir. Cette vibration, que j'ai appelée pallisme à
l'état physiologique, pallie à l'état pathologique, névropallie dans les nerfs, et myopallie dans les muscles,
est certainement un phénomène organique moléculaire [1]. » Telle est la théorie émise par M. Piorry devant
l'Académie de médecine ; dans ses leçons, il tient le
même langage [2] : « Dans l'angine de poitrine, dit-il,
il y a un sentiment d'oscillation qui part du cœur,
gagne le plexus brachial, puis le nerf circonflexe
gauche, et arrive jusqu'à l'extrémité des doigts. Dans
l'épilepsie, l'aura est-elle autre chose qu'une vibration extrêmement rapide? Dans la migraine (iris-
algie), on perçoit d'abord des zig-zags circulaires,
qui par un mouvement incessamment oscillatoire, vont
toujours en s'élargissant... Nous pouvons donc dé-
finir la névrose une action moléculaire intime, se pro-
pageant dans un ou plusieurs nerfs, soit du centre à
la périphérie, soit de la périphérie vers le centre. Si

[1] *Loc. cit.*
[2] Gazette des hôpitaux, 19 février.

j'osais, j'ajouterais que cette définition de la névrose
est aussi la définition de la vie elle-même!» Et c'est
pour donner des états nerveux une telle explication,
que M. Piorry a voulu rejeter toute hypothèse! Mais
cette théorie plus ou moins ingénieuse de la vibration,
au moyen de laquelle M. Piorry prétend nous faire
comprendre les maladies nerveuses et la vie elle-
même, n'est-elle pas une supposition arbitraire? Où
sont en effet les preuves de cette vibration, de cette
névropallie, pour nous servir des expressions mêmes de M. Piorry? Admettons cependant que la névrose n'est qu'une oscillation rapide des nerfs; mais
alors nous nous demanderons de quelle utilité est
cette connaissance dans le problème thérapeutique?
Quelle en est l'origine? Pourquoi des organes qui
étaient en repos éprouvent-ils tout à coup ces mouvements rapides qui constituent l'attaque de nerfs?
Dans les phénomènes physiques sur lesquels s'est ap-
puyé M. Piorry, nous voyons la cause qui produit ces
oscillations rapides; mais en médecine nous ne verrions
que le fait, sans avoir la raison de son existence. Nous
rejetons donc de toutes nos forces la théorie proposée
par M. Piorry, dont les moindres défauts sont d'être
hypothétique et inutile.

Si nous nous sommes étendu, trop longuement peut-
être, sur le système de M. Piorry, c'est que ses idées
résumaient pour ainsi dire la doctrine localisatrice que
nous voulions combattre. Nous croyons avoir suffi-

samment prouvé que l'on ne peut trouver l'explication
des affections nerveuses dans un dérangement matériel
des organes qui composent le système nerveux. On
pourrait cependant nous objecter que l'anatomie pathologique, dans quelques circonstances, dans quelques
épilepsies par exemple, a démontré l'existence de
désordres particuliers dans les centres nerveux. Nous
connaissons parfaitement ces faits, et nous avons pu
souvent les observer nous-même ; mais nous ne pensons pas qu'ils puissent en rien infirmer notre opinion.
Ces lésions anatomiques peuvent, en effet, se présenter dans deux circonstances différentes : 1° Elles sont
dans certains cas consécutives à l'état névropathique,
engendrées par lui. Ainsi, on a vu des délires, nerveux dans le principe, attirer les mouvements fluxion-
naires vers l'organe encéphalique, et donner ainsi lieu
à des altérations diverses.

Des épilepsies de nature entièrement dynamique
ont pu, par la répétition fréquente de leurs attaques,
produire les mêmes résultats. Il se passe dans ces
cas un fait analogue à ce que l'on voit survenir toutes
les fois que les fonctions d'un organe étant exaltées
outre mesure, les fluxions sont nécessairement portées
vers ce point. Dans ces circonstances, il est impossible
d'expliquer les troubles de la sensibilité et de la motilité par le phénomène anatomique, puisque celui-ci
n'a apparu qu'en dernier lieu. L'affection nerveuse
était donc primitive, essentielle.

2° D'autres fois, les lésions organiques sont primitives, et donnent naissance aux altérations du mouvement et du sentiment. Mais sont-ce bien là de véritables affections nerveuses? Nous ne le pensons pas.
Selle a établi à ce sujet une distinction qui nous paraît
remplie de justesse et de vérité. « On pourrait, dit-il,
diviser les maladies nerveuses en deux classes. La
première comprendrait les maladies où le système
nerveux est si sensible, que des causes légères, et qui
n'auraient point d'effet sur des constitutions ordinaires, y produisent de grands désordres. Ce sont
celles que j'ai considérées ailleurs comme des maladies
nerveuses proprement dites, et que les auteurs ap-
pellent maladies nerveuses sans matière. Dans la seconde classe entreraient toutes les autres lésions des
nerfs qui dépendent de causes évidentes et assez efficaces pour produire les mêmes effets chez des per-
sonnes même d'un tempérament vigoureux, et auxquelles les auteurs donnent le nom de maladies nerveuses avec matière. Si l'on voulait s'en tenir à la
définition que je viens de donner des maladies nerveuses, il n'y aurait que celles de la première classe
qui mériteraient ce nom ; on appellerait plus à propos
celles de la seconde, maladies des nerfs[1]. » Le caractère essentiel des maladies nerveuses est en effet l'ab-

[1] Selle; Médecine clinique, traduit par Coray, 2e édit., tom. II,
pag. 1.

sence de toute altération ; ces affections doivent être sans matière.

Jamais on ne pourra établir une corrélation intime entre la lésion et les phénomènes nerveux. Vouloir chercher la cause des névroses dans le grand sympathique avec Lobstein, dans la portion cervicale de la moelle épinière avec Scipion Pinel, ou dans le cerveau avec d'autres anatomistes, c'est méconnaître complètement la nature de ces espèces morbides. L'épilepsie, par exemple, s'observe avec les désordres organiques les plus variés ; le plus souvent même on ne constate aucun changement dans la constitution des parties. Il est donc impossible de la rattacher à la présence d'une lésion déterminée ; aussi ce n'est pas à l'anatomie pathologique seule qu'il faudra s'adresser pour avoir des idées saines et utiles en pratique. Que les diverses altérations des nerfs ou des centres d'où ils émanent, s'accompagnent de troubles variés dans l'accomplissement de leurs fonctions, c'est ce qu'il est impossible de ne pas admettre. Que peut une puissance quelconque quand elle est privée de ses moyens d'action? Que peut l'artiste quand l'instrument ne répond ni à ses efforts, ni à son talent? Les nerfs ne sont que des instruments à l'usage de la force vitale ; mais, ainsi limitée, leur utilité et leur importance sont encore très-grandes. Aussi admettons-nous qu'ils ne puissent être lésés sans amener nécessairement quelque désordre dans les fonctions sensitive et motrice.

Mais, nous le répétons, ce n'est pas là une affection nerveuse, c'est bien plutôt une maladie des nerfs.
La véritable maladie nerveuse est celle qui attaque la
force, dont les nerfs ne sont que les instruments ; et
c'est parce que nous croyons qu'il est impossible de comprendre autrement ces états morbides, que nous ne
pouvons admettre avec MM. Rilliet et Barthez, « qu'un
jour viendra où les progrès de la médecine permettront de préciser les altérations qui échappent maintenant à nos moyens d'investigation [1]. » Nous ne saurions, avec M. le professeur Dupré, nous élever assez
contre de telles affirmations, et nous dirons avec lui :
« S'il arrivait un jour où les affections morbides que
l'on désigne en ce moment sous le nom de névroses,
névralgies, pourraient être rapportées à une altération
anatomique précise, constante et bien définie, ce jour-
là cette classe morbide aurait cessé d'exister [2]. »

Nous nous croyons donc autorisé à rejeter la première opinion que nous avons examinée, et nous pouvons conclure que les maladies nerveuses ne dépendent
pas d'une lésion anatomique des nerfs.

---

[1] Rilliet et Barthez ; Maladies des enfants, 2e édit., tom. II, p. 447.

[2] Dupré ; Établir au point de vue du diagnostic et du traitement,
la distinction qui existe entre les maladies nerveuses et les maladies organiques avec lesquelles on peut les confondre. (Thèse de
concours. Montpellier, 1848, pag. 13.)

CHAPITRE II.

Localisation des maladies nerveuses dans un point quelconque de l'organisme.

Nous arrivons à la seconde idée émise sur la nature des maladies nerveuses, et qui n'est qu'une variété ou plutôt une extension de la première. Quelques médecins localisateurs voulant, d'une part reconnaître une cause matérielle aux névroses, voyant d'un autre côté que les altérations des centres nerveux ne pouvaient suffire à leur explication, ont prétendu qu'on devait nécessairement trouver l'origine de toute affection nerveuse dans une lésion quelconque, soit des nerfs, soit des autres organes de l'économie. On voit donc que le principe qui domine cette seconde opinion est tout à fait semblable à celui que nous avons constaté dans le premier système : c'est toujours l'idée organicienne que nous rencontrons dans les deux théories [1]. Nous devons examiner par conséquent si les maladies nerveuses s'accompagnent toujours d'une lésion anatomique existant dans un point quelconque de l'organisme, et suffisante pour expliquer l'existence de

---

[1] Puisque le principe est le même, on comprend que les arguments dirigés contre les deux systèmes auront plusieurs points de ressemblance ; mais nous avons cru que l'importance du sujet pouvait supporter cette répétition.

la névrose; si l'on peut établir entre ces deux termes un rapport de cause à effet. On trouve les germes de cette pensée dans les écrits d'Hippocrate et des auteurs anciens ; plus tard elle a été soutenue par Hoffmann, Lory, Whytt, Dugès, M. Beau, etc.

Hippocrate s'exprime, en effet, de la manière suivante : « Lorsque la femme a les vaisseaux plus vides, et qu'elle a fatigué plus que d'ordinaire, la matrice, qui est vide et légère, desséchée par la fatigue, se retourne ; elle trouve une place libre pour exécuter ses mouvements de rotation, attendu que le ventre est vide. Quand elle s'est déplacée, elle se jette sur le foie et s'y attache et se porte aux hypochondres ; en effet, elle court et se porte en haut vers le fluide, attendu que par suite de fatigues elle a été desséchée plus qu'il ne convenait ; or, le foie est rempli de fluide, et quand elle s'est jetée sur lui elle produit une suffocation subite... .....

» Quand la matrice va au foie et aux hypochondres, et produit la suffocation, le blanc des yeux se renverse, et la femme devient froide. La malade grince des dents; la salive coule dans sa bouche, et on dirait qu'elle est prise de la maladie d'Hercule [1]. »

Telle est la théorie d'Hippocrate sur l'hystérie. Ce passage nous a paru caractéristique, et prouver suffisamment que le Père de la médecine cherchait bien

---

[1] Hippocrate ; Traduct. Daremberg, pag. 663.

aux affections nerveuses une cause matérielle. M. Littré,
dans ses Commentaires, a prétendu que les Hippocra-
tistes avaient confondu les déplacements réels avec les
déplacements imaginaires, avec les sensations diverses
perçues par la femme dans les accès d'hystérie.

Les explications que donne Hippocrate pour prouver
ces déplacements, la scrupuleuse exactitude avec
laquelle il entre dans tous les détails de ces divers
mouvements de l'utérus, nous feraient admettre difficilement l'opinion de M. Littré. Du reste, les idées
d'Hippocrate sur le siége de l'épilepsie, qu'il place dans
le cerveau [1], le rattacheraient encore à l'École localisatrice.

Après lui, les auteurs anciens, Platon, Arétée, etc.,
ont complètement adopté ses vues théoriques et ont
toujours cherché une lésion organique à laquelle ils
pussent rapporter l'état ner eux. Selon eux, les hypochondres, c'est-à-dire le foie, la rate, le mésentère,
étaient le siége de l'hypochondrie, et la matrice celui
de l'hystérie C'est ainsi qu'*Etmuller*, qui confond l'hypochondrie avec le scorbut, quand elle se trouve à un
degré élevé, la place dans cette partie du côlon située
dans l'hypochondre gauche [2]. *Juncker* lui assigne pour

---

[1] *Loc. cit.*, pag. 629.

[2] « Pour moi, j'établis le véritable siége de cette maladie (l'hypochondrie) dans les intestins, d'au-dessous de l'hypochondre
gauche, les gresles et les gros, principalement la partie du côlon
qui occupe l'hypochondre gauche, et où le côlon rétrécit sa cavité,

cause la lenteur ou la difficulté de la circulation du
sang dans la veine-porte et les viscères qui commu-
niquent avec elle [1]. *Hoffmann* la regarde comme provenant d'un dérangement dans les mouvements péri-
staltiques de l'estomac et des intestins chez l'homme,
et d'un vice de la matrice chez la femme [2]. *Cheyne* croit
qu'elle est due à des obstructions des glandes dans
l'estomac, les intestins, le foie, la rate, le mésentère,
ou autres organes du bas-ventre ; il avait, du reste,
bien remarqué que les maladies nerveuses s'observent
surtout chez les sujets à constitution molle, à fibres
relâchées [3]. *Lorry* montre qu'en dehors de la matrice
et du foie, le cerveau est un troisième organe dont
l'irritation fait naître bien des fois divers phénomènes
nerveux [4]. *Whytt* admet toutes les causes énoncées
ci-dessus ; mais, plus large dans ses conceptions que

suivant la remarque de Gaspard Bauhin, et fait un angle en se
courbant vers le rein gauche ; ce lieu est très-favorable pour arrêter les excréments endurcis et les mucilages, ou pour refouler
les vents et les faire refouler. » (Pratique de médecine spéciale
pour les maladies propres des hommes, des femmes et des enfants.
Lyon, 1791, pag. 589.)

[1] « Circa venam portæ stagnatio, infarctus, incarceratio, stases
» ex mensium et hæmorrhoïdorum suppressionibus originem prin-
» cipem sumentes. » (*Institutiones physiologiæ et pathologiæ medicæ.*
Hallæ, 1795, pag. 390.)

[2] Hoffmann ; *De morbo hysterico*, sect. I, cap. V et VI.

[3] Cheyne ; *De infirm. sanit. tuenda.* Lond., 1726, pag. 200.

[4] Lorry ; *De melancholia et morbis melancholicis.* Paris, 1765.

ses prédécesseurs, il ajoute que les maladies nerveuses peuvent être produites par d'autres vices du corps [1]. Néanmoins, ce ne sont là pour Whytt que des causes occasionnelles ; les causes prédisposantes sont la délicatesse et la sensibilité très-grandes de tout le système nerveux, la faiblesse extraordinaire du sentiment dépravé ou contre-nature dans quelqu'un des organes du corps [2]. Le traitement doit consister à détruire cette faiblesse relative des nerfs ; c'est cette dernière idée qui a été l'origine de l'abus qu'a fait Whytt des toniques [3]. Le rôle exagéré que fait jouer le rival de Pomme à cette faiblesse du système nerveux, pourrait peut-être le rapprocher des médecins qui de nos jours ont voulu regarder l'anémie ou la chlorose comme la principale origine des affections nerveuses. Les indications qui découlent de chacune de ces idées sont identiques.

La théorie de Whytt, on le voit, est tout à fait opposée à celle émise par Pomme, et que nous avons rappelée plus haut. Partis de principes faux par leur exclusivisme même, ils avaient su cependant arriver l'un et l'autre à des conclusions thérapeutiques excellentes dans un grand nombre de circonstances ; mais

---

[1] Whytt ; Les vapeurs et maladies nerveuses hypochondriaques ou hystériques reconnues et traitées dans les deux sexes, traduit de l'anglais. Paris, 1767, pag. 400.

[2] Loc. cit., pag. 444.

[3] Loc. cit., pag. 459.

ces deux grands praticiens eurent le tort de trop géné-
raliser et de vouloir appliquer à toutes les affections
nerveuses un traitement qui ne pouvait convenir que
dans certains cas particuliers. Barthez, avec le génie
pratique qui le caractérisait, sut combiner les deux
méthodes, et obtint des résultats magnifiques.

Pinel, qui, pour ne pas se perdre dans les hypothèses, ne s'est attaché qu'aux descriptions symptomatiques, a par cela même donné peu d'importance à
l'étude des causes et de la nature des maladies. Cependant, il reconnaît aux affections nerveuses des ori-
gines diverses : il admet que leurs causes peuvent
être morales, siéger dans l'estomac, les organes de la
génération, etc., et il recommande d'instituer un traitement variable suivant ces diverses circonstances [1].

Dugès confond l'hystérie et l'aménorrhée, et leur
donne la même dénomination. La première de ces maladies est l'hystérie nerveuse; la seconde est l'hystérie
pléthorique. La cause de l'une et de l'autre affection
réside toujours dans l'utérus [2]. Quant à l'hypochondrie,
il la définit : « une torpeur de l'estomac, peut-être du
foie, et peut-être plutôt encore des plexus abdominaux

---

[1] Pinel ; Nosographie philosophique, tom. III, pag. 1 à 12.
[2] Dugès ; Essai sur la nature de la fièvre et des principales névroses. Paris, 1823, tom. II, pag. 472.

4

du trisplanchnique, laquelle par *consensus* peut se propager au cerveau [1]. »

Parmi les auteurs contemporains qui ont adopté l'opinion des médecins précédents, nous devons citer M. *Beau*. L'honorable académicien explique, en effet, la pathogénie de l'hypochondrie de la manière suivante : « Les organes hypochondriaques ou sous-diaphragmatiques qui servent particulièrement à la digestion, étant affectés à la suite de causes morales, ou d'une mauvaise hygiène alimentaire, ou d'autres causes qu'il serait trop long d'énumérer, la chylification se trouve altérée ou enrayée ; le sang n'étant pas suffisamment réparé dans ses pertes, est plus ténu, et il en résulte des désordres nombreux et variables dans toute l'économie, et particulièrement dans le système nerveux [2]. »

L'opinion que nous venons d'exposer, par les citations mêmes des auteurs qui la défendent, nous paraît être l'expression la plus complète de l'organicisme ; et si nous ne savions qu'il n'a pas été donné à un seul homme d'embrasser toute la vérité, nous serions surpris de voir le Père de la médecine, avec la raison et le génie d'observation qui le caractérisaient, rattacher ainsi les névroses à une lésion matérielle constante.

[1] *Loc. cit.*, pag. 479.
[2] Discussion à l'Académie de médecine sur le nervosisme. (Voir la Gazette des hôpitaux du 3 mars 1859.)

Tous les médecins qui se sont rangés à cette théorie ont évidemment confondu deux choses, qu'il est cependant très-utile de distinguer : le siége, et la cause prochaine des maladies. Une affection morbide se localise sur un point de l'organisme, c'est dans ce lieu qu'elle doit produire des désordres divers. Mais doit-on regarder ces dérangements comme l'origine de la maladie? Cette conclusion est inadmissible, puisque dans l'enchaînement des faits la lésion est secondaire et consécutive à l'affection des forces du système vivant. Au-dessus du phénomène matériel, il y a donc quelque chose de plus général qui le domine, et dont l'anatomie ne peut dans aucun cas donner l'explication. C'est sous l'influence de cette cause que nous avons vu se produire un grand nombre de lésions organiques du cœur, consécutives à des palpitations essentiellement nerveuses, des engorgements abdominaux dus à une affection hypochondriaque, etc. Cependant, dans certaines circonstances, la lésion est antérieure à la production de l'état nerveux. Dans quelques cas, en effet, l'hystérie apparaît à la suite d'un engorgement, d'un déplacement de l'utérus. L'hypochondrie survient presque toujours après un dérangement des fonctions digestives, et souvent une constipation opiniâtre, par exemple, a précédé l'apparition de cette névrose. Mais peut-on expliquer l'hystérie par l'engorgement de l'utérus, l'hypochondrie par la constipation? Telle est la question que l'on doit se poser, et à laquelle nous répondons pour notre compte d'une manière négative. Si l'on pouvait rattacher l'hystérie à l'engorgement utérin comme un effet à sa cause, pourquoi toutes les lésions de cette nature ne produiraient-elle pas les mêmes accidents nerveux ? Pourquoi aussi le traitement de l'altération organique ne suffirait-il pas à la cure de la névrose? Pourquoi, si les accidents névropathiques étaient sous la dépendance du dérangement de la matrice, ne disparaîtraient-ils pas dès que leur cause aurait été supprimée? Or, l'expérience a démontré que l'affection nerveuse survit à la lésion anatomique, preuve évidente de son indé·pendance complète. Le phénomène organique n'avait donc joué que le rôle de cause occasionnelle ; il n'avait donc fait que mettre en jeu une disposition existant à l'état latent chez le sujet. Cette explication nous paraît d'autant plus rationnelle, que la cause anatomique, si souvent invoquée, ne peut être constatée dans la plupart des cas.

Enfin, une dernière preuve démontrant la fausseté de l'opinion qui rattache toutes les névroses à l'existence d'une lésion matérielle antécédente, c'est le défaut de rapport qui existe entre l'intensité du mal local et de l'affection générale.

Nous ne voulons pas cependant nier toute influence, dans la production des maladies nerveuses, aux différents désordres qui peuvent exister dans la constitution matérielle des organes; mais nous voulons les réduire à leur juste valeur, adoptant en cela l'opinion émise

par M. Sandras ; « Je suis, dit-il, disposé autant qu'eux
(les organopathistes) à rechercher, à accepter et à
faire entrer dans l'étude des maladies les dérangements
des organes, toutes les fois que ces dérangements
peuvent être appréciés ; mais personne ne me refusera
en même temps la permission de dire que je ne vois
pas ces désordres, quand ils n'existent pas pour tous
les yeux clairvoyants et de bonne foi ; personne, je
l'espère, ne me refusera non plus le droit, quand des
désordres existent, d'en discuter la valeur, l'origine, la
signification scientifique et pratique[1]. » Nous ne pensons
donc pas que l'on puisse pour ainsi dire *matérialiser*
les maladies nerveuses, ou les regarder avec Georget
« comme un voile honnête dont le médecin couvrait
provisoirement son ignorance[2], » et nous répéterons
à propos de toutes les affections de cette classe ce que
le célèbre Read disait à propos de l'hypochondrie :
« *Non unam aliquam sedem habet malum, quod hypo-*
chondriacum dicitur, sed totius corporis est morbus[3]. »

Nous terminerons la discussion de cette théorie en
rapportant l'observation suivante, dans laquelle il
serait bien difficile aux localisateurs de limiter la névrose
dans un point de l'organisme.

[1] Sandras ; Traité pratiq. des malad. nerv. Préface, pag. IX.
[2] Georget ; Dictionnaire en 30 vol., art. *Névrose.*
[3] Read ; *Monita et præcepta medica.* Paris, 1757, cap. XV. —
De malo hypochondriaco.

Marguerite Tasseillier, domestique, âgée de 25 ans, non mariée, d'une constitution aujourd'hui détériorée, d'un tempérament lymphatique et nerveux, entre dans les salles de la clinique médicale, le 20 juin 1858. Elle est couchée au n° 11 de la salle Sainte-Marie. On ne trouve rien, dans l'hérédité de cette jeune fille, qui puisse expliquer la maladie dont elle est actuellement atteinte. La malade s'est toujours bien portée jusqu'à l'âge de 19 ans, époque à laquelle les menstrues apparurent. L'établissement de cette nouvelle fonction se fit sans amener de grands troubles dans la santé de cette jeune fille. A 21 ans, se manifesta sur la peau une éruption dont il nous a été impossible de connaître les caractères, qui ne persista que quelques jours seulement, et qui disparut sans le secours d'aucun traitement. Quelques mois après, survinrent des hémoptysies, bientôt suivies de perte de la voix, mais sans amaigrissement ni diarrhée ; la malade entra alors à l'hôpital de Perpignan, où les divers moyens qui furent employés, huile de foie de morue, escargots crus, tisanes adoucissantes, etc., n'amenèrent aucun soulagement. Les hémoptysies revinrent irrégulièrement, et sans aucun lien appréciable avec l'écoulement menstruel, dont la marche fut toujours normale. Cet état persista pendant un an, époque à laquelle, sans cause appréciable, survinrent de nouveaux phénomènes : céphalalgie légère, hémiplégie du côté gauche, qui, ayant débuté par une simple sensation de faiblesse, fit tous les jours de nouveaux progrès, et se transforma bientôt en paralysie de tous les membres et de la vessie. A l'apparition de ces symptômes, les hémoptysies cessèrent, l'aphonie disparut. Les sétons, les cautères, les moxas, la strychnine, etc., furent mis en usage et continués pendant un an ; la malade, après deux années de séjour à l'hôpital, put sortir complètement rétablie. Elle alla à Barcelone, et, deux mois après, la faiblesse des membres inférieurs reparut et s'accompagna de l'œdème de ces parties. Les toniques unis aux vésicatoires firent disparaître ces nouveaux symptômes dans l'espace de trois mois. Un an après, en janvier 1858, à la suite d'excès de travail, les hémoptysies revinrent, ainsi que la toux et l'aphonie ; des syncopes accompagnaient souvent les hémoptysies ; l'œdème des membres inférieurs se manifesta encore. Les médecins de Barcelone crurent à l'existence d'une phthisie pulmonaire, et instituèrent un traitement d'après cette idée. L'huile de foie de morue fut reprise, des cautères furent appliqués en grand nombre sur la poitrine ; mais ces moyens thérapeutiques ne produisirent aucun changement. C'est alors que la malade se décida à venir à Montpellier. Pendant la traversée, le crachement de sang s'arrêta, et l'hémiplégie du côté gauche reparut, ainsi que l'incontinênce d'urine, la céphalalgie, les vertiges, etc.

A son arrivée à Montpellier, le 20 juin, nous constatons l'existence de l'hémiplégie gauche ; les mou-

vements sont impossibles, la sensibilité est considérablement diminuée, la chaleur des membres atteints
est également moindre. Les phénomènes concomitants
sont les suivants : céphalalgie générale, mais peu
intense, tête lourde, vertiges, anorexie, langue recou-
verte d'un léger enduit blanchâtre, ventre douloureux
à la pression, selles difficiles et rares, aphonie, toux
sans expectoration. La percussion et l'auscultation ne
dévoilent aucun bruit anormal dans la poitrine ; le
pouls est petit, dépressible, rare ; les règles sont régulières, mais peu abondantes, leur durée n'est quelquefois que de deux et même un jour. La malade est
affaiblie ; cependant on ne remarque ni pâleur ni
amaigrissement, même dans les membres paralysés.
La malade qui, dit-elle, était autrefois d'un caractère
gai, présente en ce moment une grande versatilité d'hu-
meur ; elle se laisse aller facilement à la tristesse, au
découragement; mais elle passe rapidement de cet état
à la joie et au contentement. M. le professeur Dupré
emploie sans résultat aucun les toniques (alimentation restaurante, pilules de Blancard, etc.) unis aux
antispasmodiques et aux calmants (bains de siége émollients, frictions sur les membres paralysés, avec des
liniments alternativement excitants et calmants, etc.).
  M. le professeur Fuster, qui prend le service le
1er juillet, continue la même médication (fer réduit
par l'hydrogène, potions antispasmodiques composées
avec la teinture de castor, l'éther, l'eau de laurier-

cerise , etc. ; frictions toniques). Le cathétérisme est souvent pratiqué pour empêcher les fâcheux effets d'un séjour trop prolongé de l'urine dans la vessie.

Le 4 juillet , un nouveau symptôme apparaît : la malade a vomi à plusieurs reprises dans la journée des matières d'abord alimentaires, puis blanchâtres et glaireuses. A partir de ce moment , l'hémiplégie diminue peu à peu , et quinze jours après , la malade a presque complètement repris l'usage de ses membres. La limonade à la glace , l'eau de Seltz , la potion de Rivière , divers antispasmodiques sont dirigés contre ces vomissements que rien ne peut arrêter, et qui disparaissent dès que les membres commencent de nouveau à être attaqués.

Nous ne voulons pas nous étendre plus longtemps sur l'histoire de cette malade ; nous rappellerons seulement que plusieurs fois nous pûmes constater cette alternative des vomissements et de l'hémiplégie , que cette maladie déjoua tous les efforts de M. le professeur Fuster, de M. le professeur agrégé Parlier, chargé du service pendant les vacances , et de M. Dupré , qui le reprit au mois de novembre. Tous les moyens rationnels furent pendant ce temps mis en usage par les éminents praticiens qui dirigèrent successivement le traitement; les toniques , les calmants , les divers médicaments vantés comme spécifiques contre les vomissements opiniâtres, les agents hydrothérapiques, n'eurent aucun résultat ; la maladie garda toute sa puissance et sa force, variant ses manifestations, mais demeurant la même quant au fonds. La malade, fatiguée du séjour à l'hôpital, retourna à la fin du mois de novembre au sein de sa famille.

Après avoir examiné avec soin tous les détails de cette observation, nous nous demandons s'il est possible de fixer le siége de cette affection singulière dans quelque point de l'organisme ? Mais quel lieu choisirait-on ? Serait-ce dans le poumon, le larynx, l'estomac, les membres, qu'on voudrait localiser cet état morbide ? Mais tous ces organes ont été successivement atteints dans les phases diverses de la maladie ; on ne peut donc pas préférer l'un d'entre eux à l'exclusion des autres. Il sera de même impossible d'admettre l'existence d'une lésion matérielle, si l'on considère la marche de la maladie, qui, se fixant d'abord sur un organe, l'abandonne bientôt pour envahir tout autre point, qu'elle laisse peu de temps après pour revenir au premier qu'elle a atteint. Telle n'est pas la marche des maladies organiques, avec matière. Dans l'observation que nous venons de rapporter, l'absence de toute lésion anatomique était évidente. Il faut donc remonter plus haut et reconnaître que le système vivant était vicié, non dans quelqu'un de ses organes, mais dans les forces qui meuvent ces organes, dans les facultés sensitive et motrice ; leur lésion, s'exerçant sur des points différents, donnait lieu à des troubles excessivement variés, suivant qu'elle attaquait les poumons , le larynx[1], l'estomac ou les membres.

CHAPITRE III.

Négation des maladies nerveuses comme constituant des genres morbides distincts en pathologie.

Nous arrivons à un troisième système , tout à fait distinct des précédents par les idées originales qu'il représente , et qui , quoique n'étant encore défendu que par un petit nombre de médecins, tend cependant tous les jours à prendre une extension et un développement plus grands. Ses partisans ont attaché une telle importance à la lésion matérielle , qu'ils ont qualifié les maladies nerveuses d'*êtres imaginaires* , qu'ils leur ont refusé toute existence comme espèces nosologiques, et qu'ils ne les ont plus regardées que comme les symptômes d'états organiques très-variables. Pujol de Castres , Broussais , son élève Mongellaz, de nos jours M. Landry, se sont rangés à cette opinion.

Pujol de Castres , dont on connaît les beaux travaux sur les inflammations chroniques , et qui a émis dans cet ouvrage de magnifiques idées , dont Broussais de-

---

[1] On trouvera dans la thèse de M. le professeur Dupré un exemple remarquable d'aphonie de nature nerveuse. — *Loc. cit.*, pag. 81 et suiv.

vait plus tard s'inspirer ; Pujol, a intitulé un de ses
chapitres : Mobilité générale des nerfs, symptôme de
certaines inflammations chroniques[1]. « Il n'appartient, dit-il, qu'à l'irritation de certains viscères de
produire cet excès de mobilité nerveuse qui dispose
tout le système des nerfs à ces accidents multiformes
que Sydenham attribuait à l'ataxie des esprits et à ces
agitations irrégulières qui sont le caractère des affections connues sous le nom d'hystéricie et d'hypochondrie[2]. » Pujol affirme ensuite qu'il n'est point de cas
dans lesquels il n'ait découvert des indices plus ou
moins prononcés d'inflammation lente, ou à la matrice,
ou au foie, ou au moins à la tête, et il conclut en
disant : « Je suis donc autorisé à penser que les affections nerveuses et chroniques sans matière sont de
véritables chimères, et que ces affections supposent
toujours pour cause primitive quelque inflammation
interne et cachée, dont elles sont une branche symptomatique[3]. » Il serait difficile d'être plus explicite
dans ses affirmations.

Nous trouvons dans les écrits de *Broussais* les mêmes idées. Nous ne devons pas, en effet, être étonné

[1] Pujol (de Castres). Œuvres de médecine pratique. Castres,
1801. — Essai sur les inflammations chroniques des viscères,
tom. I, pag. 113.
[2] *Loc. cit.*, ibid.
[3] *Loc. cit.*, pag. 122.

de voir « celui qui avait prétendu reconstruire en entier
la science et substituer à ce qu'avait appris l'expérience de plusieurs siècles vingt années d'observation[1], »
vouloir renverser les opinions généralement admises
sur la nature des maladies nerveuses , et déclarer avec
confiance qu'il n'existe pas de névroses essentielles.
« L'inflammation , dit–il , excite souvent des sympathies de relation , qui sont devenues pour les auteurs
les phénomènes prédominants , et ont fait donner à la
maladie le nom de névrose[2]. » L'opinion publique a
fait aujourd'hui justice du système de Broussais , de
ses vues mesquines et étroites , de ses arrogantes pré-
tentions. Les médecins ont bientôt compris que leur
science ne pouvait reposer sur un seul principe absolu,
que tout système dichotomiste devait nécessairement
tomber, parce qu'il ne s'appliquait qu'à un petit nombre de faits, et qu'en particulier vouloir tout rapporter à l'inflammation, c'était nier la plupart des espèces
morbides, c'était faire entrer la médecine dans une
voie fatale et nuisible à l'humanité. Ainsi est passée la
doctrine dite physiologique, dont la durée a été éphé-
mère et dont on pourrait dire ce qu'un médecin célèbre disait de l'homœopathie : qu'elle a été le monu-
ment le plus colossal de la folie humaine !

[1] Ribes ; Anatomie pathologique.
[2] Broussais ; Examen des doctrines médicales, proposit. CVIII,
tom. I, pag. xxv.

Broussais a occupé une place trop importante dans l'histoire de la médecine, pour que nous ayons pu passer sous silence ses opinions particulières sur les maladies nerveuses. Nous devons mettre à côté de lui son élève *Mongellaz*, qui, dans un travail présenté à l'Académie de médecine en 1828, et victorieusement réfuté par M. Pariset, professait que toutes les affections dites essentielles, et en particulier les névroses, sont des états chimériques, et que toute maladie est nécessairement organique et locale[1].

M. *Landry*, l'auteur d'excellents travaux sur les paralysies, a publié en 1855 une brochure intitulée : *Recherches sur les causes et les indications curatives des maladies nerveuses*, dans laquelle il comprend les névroses de la même manière que Broussais ; les mêmes principes les dirigent l'un et l'autre[2]. « Malheureusement, dit M. Landry, Broussais, toujours exclusif, ne reconnut qu'une seule modification organique capable d'engendrer ces manifestations ; et lorsque le

[1] Bulletins de l'Académie de médecine, 1828.

[2] Nous ne voudrions pas faire un rapprochement complet entre Broussais et M. Landry ; nous savons qu'il existe entre eux des différences marquées. Ainsi, tandis que l'un considère les névroses comme symptomatiques d'un seul état morbide, l'inflammation, l'autre les regarde comme étant les expressions d'affections diverses, de diathèses, de lésions d'organes, etc. Néanmoins, ils se rapprochent l'un de l'autre par ce point important : la négation du genre morbide appelé névrose.

règne de l'irritation fut passé, sa pensée sur les névroses, manquant de point d'appui, s'abîma comme le reste de son système. Les affections nerveuses ne sont pas des maladies, mais de simples expressions morbides[1]. » Quant aux causes, qui seules méritent le nom de déterminantes ou génératrices, et sont la source des principales indications curatives, elles peuvent être classées sous plusieurs chefs : altération du sang, épuisement physique, cachexie, diathèses, action du froid et de l'humidité[2], etc.

Le système exposé par M. Landry est évidemment moins étroit et moins exclusif que celui de Broussais: l'inflammation n'est plus regardée ici comme l'unique cause des états nerveux ; l'étiologie est bien mieux étudiée, plus largement comprise et développée. Mais, tout en rendant justice aux idées de M. Landry, tout en le séparant à ce point de vue de ses prédécesseurs, nous sommes cependant obligé de rejeter sa doctrine. Nous ne pouvons, en effet, admettre une opinion qui a pour but de faire disparaître les névroses du cadre nosologique. Pour faire adopter un tel système, il faudrait prouver : 1º qu'il existe toujours dans l'économie une affection ou une lésion autre que la maladie nerveuse ; 2º qu'elle tient l'état névropathique

[1] Landry ; Recherches sur les causes et les indications curatives des maladies nerveuses. Paris, 1855, pag. 16.

[2] *Loc. cit.*, pag. 17.

sous sa dépendance, qu'en la supprimant on enlève aussi l'affection nerveuse. Or, c'est ce qu'il sera toujours impossible de démontrer. On présentera des faits nombreux dans lesquels l'altération du système nerveux aura évidemment été subordonnée à toute autre affection; mais ces observations, quelque nombreuses qu'elles soient, ne pourront jamais établir qu'une névrose quelconque ne puisse exister par elle-même et indépendamment de toute autre lésion. Un fait seul suffirait pour faire voir la vérité de ce principe: si l'on démontre, en effet, qu'une maladie nerveuse n'a pu être rattachée à aucune autre affection morbide, on aura ainsi la preuve de son existence comme espèce distincte. Or, l'on trouve dans la science des cas nombreux de ce genre. M. Landry a donc trop généralisé; il a érigé en principe absolu ce qui ne pouvait être admis que comme vérité particulière. Néanmoins, nous devons reconnaître que les opinions de M. Landry sont applicables dans un grand nombre de circonstances. Il est incontestable que l'analyse clinique parvient très-souvent à découvrir une affection à l'état larvé, et dont le phénomène nerveux n'est qu'une *expression*. Les diathèses se présentent souvent ainsi, et ce n'est qu'à l'aide d'une observation attentive que le praticien parviendra à les découvrir sous le masque qu'elles revêtent. Les diathèses syphilitique, vermineuse, dartreuse, la chlorose, sont les principales affections qui dans leurs schématismes divers se présentent sous la forme nervosique[1].

Nous trouverons des exemples nombreux de névroses syphilitiques dans le bel ouvrage de M. Yvaren sur les *Métamorphoses de la syphilis*[2]. Nous avons observé dernièrement une névralgie cervico-occipitale (Valleix), qui avait résisté à tous les traitements dirigés contre elle. Le malade entra à l'Hôtel-Dieu Saint-Éloi ; là, il avoua ce qu'il avait nié jusqu'alors, qu'il avait eu six mois auparavant un chancre qu'il n'avait traité que par les moyens locaux. Ces indications, unies au caractère des douleurs, qui augmentaient toutes les nuits, engagèrent M. le professeur Dupré à employer l'iodure de potassium, et sous l'influence de ce moyen, la névralgie disparut tout à fait en peu de temps.

On sait aussi combien de phénomènes nerveux, variables par leur forme, peuvent être engendrés par la chlorose. L'observation suivante nous en donne un exemple :

Au n° 6 de la salle Sainte-Marie était une femme

---

[1] Nous ne voulons pas affirmer que ce soient là les seules affections dont les lésions du système nerveux puissent être la manifestation ; mais, voulant citer des exemples à l'appui de l'idée que nous émettons, nous avons dû choisir les états morbides qui, empruntant le plus fréquemment cette forme, atteignent mieux par cela même le but que nous nous sommes proposé.

[2] Des métamorphoses de la syphilis. Paris, 1854, pag. 33 à 194.

âgée de 33 ans, non mariée, d'une constitution faible
et d'un tempérament lymphatique-nerveux. Ses antécédents sont excellents; réglée à l'âge de 17 ans,
elle s'est toujours bien portée pendant les dix années
qui suivirent l'apparition de cette fonction. A 27 ans,
les menstrues commencèrent à présenter quelques irré-
gularités; peu de temps après, apparut une leucorrhée, du reste peu abondante. Cet état persista pendant
cinq ans, sans empêcher cependant la malade de con-
tinuer ses travaux ordinaires. Il y a une année, elle
ressentit une assez grande difficulté dans l'émission des
urines, et elle constata dans ce liquide la présence de
matières pulvérulentes et grisâtres. Les alcalins, qui
furent employés par M. le professeur-agrégé Combal,
combattirent efficacement ce symptôme. Mais la dysurie
reparut encore de temps en temps. A la même époque à peu près, les digestions devinrent difficiles, la
respiration commença à être pénible; la malade res-
sentait une oppression assez vive à la moindre fatigue;
en même temps ses forces diminuèrent, aussi se dé-
cida-t-elle à entrer à l'Hôtel-Dieu Saint-Éloi, le 2
février 1859.

Nous constatons alors l'état suivant: L'aspect exté-
rieur est satisfaisant; le visage est pâle, mais l'embonpoint est conservé; les forces sont diminuées, et la
malade dit ne pouvoir se livrer à un travail soutenu.
La tête est libre, les fonctions digestives sont altérées;
la malade a peu d'appétit, et souvent après ses repas

elle éprouve des nausées, quelquefois même des vomissements ; les selles sont régulières. La respiration
est aussi difficile, et une oppression cependant peu
forte se manifeste à la moindre fatigue. La malade
ressent souvent des douleurs en urinant, et elle accuse
en même temps des besoins fréquents d'accomplir cette
fonction. Il n'y a cependant point de douleurs dans
les reins ni dans la région hypogastrique ; le cathétérisme ne fait découvrir la présence d'aucun corps
étranger dans la vessie ; il existe un écoulement va-
ginal de matières blanches peu abondantes ; l'examen
des parties génitales ne démontre aucune lésion particulière. Il n'y a pas de fièvre ; le pouls est faible, mais
sans fréquence ; l'auscultation des carotides laisse per-
cevoir un bruit de souffle, cependant peu prononcé. Ce
qui domine chez notre malade, c'est l'abattement moral, ce sont les préoccupations constantes que lui in-
spire son état ; les idées les plus tristes viennent à chaque instant l'assaillir, et tous les jours elle découvre
en elle de nouvelles souffrances qui ne sont nullement
en rapport avec l'état de ses organes.

Il est facile de constater chez cette jeune femme l'existence d'un état chlorotique, justifié par la pâleur du visage, la faiblesse musculaire générale, le bruit de souffle
dans les carotides, la leucorrhée, etc. C'est à cet état
chlorotique qu'il faut rapporter les symptômes nerveux, troubles de la digestion, oppression, dysurie, et
toutes ces souffrances diverses auxquelles M. Bouchut

a dernièrement voulu imposer la nouvelle désignation de nervosisme, mais cependant décrites avant lui sous les noms d'état nerveux, de névropathie, etc. Il existe en outre chez notre malade une hypochondrie réelle, se manifestant par les soins excessifs dont elle s'entoure, et d'autant plus remarquables qu'ils sont plus rares chez les sujets de cette condition; par les souffrances imaginaires qu'elle multiplie à l'infini, par les questions incessantes dont elle accable les médecins qui l'approchent, etc. Ces divers états nerveux, névropathie, hypochondrie, nous n'hésitons pas à les regarder comme les produits de l'affection chlorotique. Les préparations ferrugineuses employées concurremment avec les agents hydrothérapiques, améliorèrent considérablement cet état. Ces deux ordres de moyens, si éminemment appropriés à la chlorose, firent cesser l'oppression, les troubles des fonctions digestives, la leucorrhée; les forces revinrent, les préoccupations morales cessèrent; en un mot, sous leur influence nous vîmes disparaître à la fois les lésions du système nutritif et du système nerveux, ce qui démontre l'association intime qui existait entre ces deux ordres de phénomènes. La malade sortit le 26 mars, parfaitement guérie et en état de reprendre ses occupations.

Nous empruntons à la thèse de M. le professeur agrégé Combal, le fait suivant, qui nous donne un exemple de névrose entretenue par le vice herpétique :

« Un sujet, âgé de 15 ans, d'un tempérament nerveux

et d'une constitution délicate, fut pris, vers la fin de
l'automne 1845, de malaise, d'inquiétude et d'une
irritabilité extrême. Ces symptômes s'accompagnaient
quelquefois de syncopes et d'accès hystériformes.
Les analeptiques, les tempérants et les antispasmodiques furent employés sans succès. L'irritabilité allait
même en augmentant, lorsque vers le commencement
du printemps, il se manifesta une éruption herpétique
qui bientôt envahit toute la surface du corps, la face
y comprise ; dès ce moment, les accidents vaporeux
se dissipèrent. Ce fut alors seulement que les parents
fournirent des renseignements plus précis, et déclarèrent que le jeune malade avait eu dans son jeune
âge des croûtes à la tête. Un traitement dépurant,
approprié à la nature de la maladie herpétique et continué pendant longtemps, a fait disparaître tout mal,
et le sujet depuis cette époque jouit d'une excellente
santé [1]. »

Enfin, on connaît la prédisposition qu'a l'affection
vermineuse à se manifester sous la forme nervosique, et
en particulier à produire des convulsions chez les enfants. Nous trouvons une preuve de cette assertion dans
le fait suivant : Au nº 6 de la salle Saint-Vincent était
couché, pendant le mois de janvier, un jeune enfant

[1] Combal; Des maladies spasmodiques, thèse de concours.
Montpellier, 1849, pag. 62.

atteint depuis huit mois de fièvres intermittentes con-
tractées en Afrique. Peu de temps après son arrivée
dans les salles de la clinique, la fièvre prend le type
continu ; les antécédents du malade devaient faire pré-
sumer qu'on avait toujours affaire à la même affection,
présentant seulement un type différent : on sait, en effet,
qu'il n'est pas rare de voir les fièvres intermittentes
passer à l'état continu ou rémittent, sans cependant
changer de nature. Le quinquina et ses préparations
furent donc d'abord employés contre cette fièvre sup-
posée d'origine paludéenne ; mais ces moyens n'eurent
aucun succès. Le troisième jour, des accidents nerveux
se déclarèrent, des convulsions apparurent et se répé-
tèrent pendant les trois jours suivants. Le malade allait
de plus en plus mal, lorsqu'il eut une selle dans
laquelle on constata la présence d'ascarides. Ce fait
éclaira le diagnostic et montra la véritable nature de
la maladie, contre laquelle un traitement vermifuge
fut dès-lors dirigé. L'amélioration arriva rapidement,
et les accidents qui avaient menacé la vie du malade
se dissipèrent bientôt. La fièvre intermittente persista
cependant, et fut du reste arrêtée plus tard par les
moyens mis en usage, avec un succès constant, par M. le
professeur Dupré [1].

---

[1] Le traitement de M. le professeur Dupré contre la fièvre intermittente consiste à donner, dès que les accès ont été constatés,
un vomitif, soit pour détruire la complication bilieuse qui se rencontre dans la plupart des fièvres intermittentes de nos contrées,

Nous admettons par conséquent qu'il est des cas où les névroses sont sous la dépendance d'une affection quelconque, et nous reconnaissons l'utilité d'un traitement approprié à ces diverses causes; mais nous affirmons aussi qu'il est des névroses indépendantes, et dans lesquelles les antispasmodiques directs sont indiqués. M. Landry lui-même a, du reste, si bien reconnu la vérité de ce principe, malgré ses affirmations contraires, qu'il a admis à la suite des diathèses et des altérations du sang, des causes qui agissent directement sur le système nerveux. Ces causes ne peuvent évidemment qu'engendrer un état nerveux distinct et indépendant.

Il existe donc des névroses essentielles et symptomatiques, et à ce titre on pourrait rapprocher ces espèces morbides des fièvres qui se présentent avec l'un ou l'autre de ces deux caractères. « Ne faudrait-il pas, dit M. Landry, opérer à l'égard des névroses ce déplacement opéré déjà à l'égard de l'ictère, de

soit pour combattre l'état de spasme qui existe au début de l'accès. Les deux ou trois jours suivants, une potion contenant 1 gramme de sulfate de quinine est administrée, et empêche la réapparition du paroxysme. Les semaines paroxystiques sont ensuite observées de la manière suivante : M. le professeur Dupré répète la potion au sulfate de quinine huit jours après la dernière prise, et la reprend encore les deux semaines suivantes. Ce traitement a toujours été employé avec succès, et si la fièvre intermittente a reparu, c'est que le sujet avait commis quelque imprudence, qu'il s'était par exemple exposé de nouveau aux émanations marécageuses.

l'œdème, de la cyanose, de l'emphysème, etc., qui, longtemps rangés parmi les espèces nosologiques, ne sont plus aujourd'hui que des expressions séméiologiques à signification très-variable [1]? » Nous n'aurions pu choisir un meilleur exemple à l'appui de l'idée que nous soutenons. Certainement, il y a des ictères, des hydropisies, dont la nature varie, qui se rattachent à des causes bien différentes et peuvent s'expliquer par des lésions matérielles diverses. Mais il en existe aussi d'essentiels, c'est-à-dire, qui ne sont nullement sous la dépendance d'une altération quelconque, et qui demandent un traitement direct. Aussi réclamons-nous pour ces maladies, aussi bien que pour les névroses, le titre d'espèce nosologique que veut leur refuser M. Landry, et auquel elles ont cependant autant de droit que toute autre affection morbide.

Les idées que nous exposons en ce moment ont été parfaitement développées par Raulin, dans son *Traité des affections vaporeuses du sexe;* l'auteur s'exprime de la manière suivante : « La sensibilité attachée à l'essence des femmes, ou des constitutions particulières qui en sont plus susceptibles que d'autres, fait que leurs fibres, portées quelquefois au dernier point de la délicatesse, sont affectées par le moindre accident; c'est la source d'une infinité de symptômes va-

[1] *Loc. cit.*, pag. 15.

poreux '. » On ne peut méconnaître que Raulin ne fasse allusion, dans ce passage, aux états nerveux essentiels. « Les causes prochaines, ajoute-t-il, sont la sensibilité et l'irritabilité des fibres, les vices des liquides, les obstructions des vaisseaux sanguins, lymphatiques, du tissu cellulaire; les obstructions des viscères du bas-ventre, la suppression des secours périodiques, le flux immodéré des règles, les pertes blanches, la métastase des vapeurs, ou le mécanisme renversé qui les porte du bas-ventre, de la poitrine ou de la tête, en d'autres parties ². » On voit que c'est là une énumération à peu près complète des divers états qui peuvent être l'origine des phénomènes nerveux. Quant au traitement proposé par le même auteur, c'est une admirable application de l'analyse clinique, qui seule peut fournir les données suffisantes à l'établissement d'une thérapeutique rationnelle. « On doit, dit-il, s'assurer du tempérament de la malade, de son éducation, de sa façon de vivre, du tempérament de ses parents et de sa nourrice, de leurs incommodités, de leurs habitudes, de leurs maladies. On examinera si elles (les maladies nerveuses) ont leur principe dans les nerfs, dans leur relâchement, leur trop de raideur, leur sensibilité ou leur irritabilité,

1 Raulin ; Traité des affections vaporeuses du sexe. Paris, 1758, pag. XVII.
2 *Loc. cit.*, pag. XXIV.

dans l'épaississement ou dans l'âcreté de leur suc ; si elles proviennent de quelque vice des liquides, de pléthore ou d'inanition, de pertes trop abondantes ou de suppression des règles, des hémorrhoïdes, d'un vice scorbutique, d'embarras dans les premières voies, causés par des glaires, des crudités, des vers ; s'il y a des obstructions dans les viscères[1]. » Raulin, on le voit, a su parfaitement distinguer les cas où il faut directement attaquer le système nerveux lui-même, de ceux où l'on doit s'attacher, au contraire, à combattre les affections prédominantes.

Après avoir montré des névroses liées à l'existence de tout autre état morbide, nous devons terminer par rapporter une observation qui nous fasse voir un état nerveux complètement indépendant. Le fait suivant, qui atteindra le but que nous nous proposons, méritait, du reste, d'être signalé par l'étrangeté de sa forme symptomatique :

Le nommé Chabert (Étienne), de Lacabarède (Tarn), charbonnier, âgé de 70 ans, d'une bonne constitution, d'un tempérament nerveux, entre à l'Hôtel-Dieu Saint-Éloi, le 24 janvier 1859.

Cet homme, dont les antécédents sont excellents, est encore très-bien conservé malgré son âge et sa maladie. Ses parents, soit ses ascendants, soit ses

---

[1] *Loc. cit.*, pag. 232.

collatéraux, soit enfin ses descendants, ont toujours joui d'une excellente santé. D'un caractère pusillanime et soucieux, le malade raconte que souvent dans sa vie il a ressenti des émotions assez vives, par suite des fraudes auxquelles il se livrait dans l'exercice de son commerce ; les craintes qu'il éprouvait réagissaient assez vivement sur lui, et troublaient continuellement son repos.

Il y a six ans à peu près, pendant le cours d'une maladie dont il n'a pu se rappeler les caractères, il fut pris tout à coup pendant la nuit d'une violente op-pression. L'accès de dyspnée qu'il ressentit à cette époque présentait, dit-il, les mêmes caractères que ceux que nous avons pu observer pendant son séjour à l'hôpital, et sur lesquels nous allons revenir. Le lendemain, le malade fut plus calme ; néanmoins, il éprouva encore souvent la même gêne de la respiration, et plus de huit jours ne s'écoulaient jamais sans qu'il ne fût repris de ses attaques. Il fut traité chez lui une première fois sans succès ; nous n'avons pu savoir quels avaient été les moyens employés à cette époque. Il y a quatre ans, le malade entra à l'hôpital de Saint-Pons, où le traitement qu'il suivit amena un grand soulagement dans son état ; nous ignorons également quels furent les agents thérapeutiques mis en usage ; nous avons seulement constaté la trace de cautères sur la région épigastrique. Notre malade resta assez bien pendant un an, après quoi, sans cause appréciable, les mêmes symptômes reparurent et acquirent de jour en jour une intensité plus grande. Il entre dans les salles de la clinique le 21 janvier, et voici ce qu'il présente à notre observation :

Examiné en dehors de ses accès, le malade est dans un état satisfaisant ; les forces sont conservées, l'embonpoint n'a pas diminué ; l'appétit se maintient ; il n'y a jamais de fièvre. Mais si le sujet fatigue plus que d'habitude, s'il parle trop longtemps, s'il ressent quelque émotion, aussitôt on voit sa physionomie changer d'expression, prendre un air d'anxiété et d'angoisse, état qui est encore manifesté par l'agitation continuelle du malade. Il est alors obligé de s'asseoir sur son lit, les bras fixés, pour fournir un point d'appui aux muscles inspirateurs ; les muscles buccinateurs se dilatent et se contractent avec une rapidité extrême ; les inspirations sont excessivement courtes, et les expirations s'accompagnent de l'émission de gaz en général sans odeur ; les muscles abdominaux, le diaphragme, se contractent avec une force et une rapidité étonnantes. Les mouvements et l'agitation du malade vont toujours en croissant, jusqu'à ce qu'il puisse pousser un cri qui varie par son intensité et ses caractères, qui dans certains cas ressemble tout à fait au cri de l'homme, mais qui d'autres fois simule l'aboiement d'un chien. En général, le malade est calmé par l'émission de ce cri ; quelquefois cependant le soulagement n'est pas immédiat ; les contractions du dia-

phragme recommencent, en s'accompagnant du même
cortége de symptômes, jusqu'à ce qu'un deuxième et
quelquefois un troisième cri vienne enfin calmer complètement le malade. Dans aucun cas cependant, on
ne voit la face se cyanoser, ni aucun autre symptôme
d'asphyxie se manifester. Ces attaques ont une durée
très-courte, et quelques secondes suffisent en général ;
mais souvent à un premier accès en succède aussitôt
un second, et le malade est alors dans un état d'anxiété
impossible à décrire. Dès que l'accès est passé, le
malade est tout à fait bien ; s'il est surpris pendant sa
marche il s'arrête, et dès que l'attaque est finie, dès
qu'il a pu pousser le cri pour ainsi dire critique, il
continue sa route, sans ressentir la moindre fatigue.
S'il est au lit, il s'assied sur son séant, et dès que
l'accès est terminé, il reprend son sommeil interrompu.
S'il est au milieu d'une conversation, il est nécessairement obligé de s'arrêter, mais aussitôt après il re-
commence à parler. Ces attaques se renouvellent en
général plusieurs fois dans la journée ; leur fréquence
varie suivant que le malade fatigue, parle plus ou
moins, suivant enfin l'état moral dans lequel il se
trouve. La percussion et l'auscultation ne dénotent que
la présence d'un emphysème pulmonaire, que nous
n'hésitons pas à regarder comme consécutif, et produit
par les répétitions fréquentes des accès de dyspnée.
Les fonctions digestives s'exécutent assez bien ; il existe
cependant un état venteux du tube gastro-intestinal,

manifesté par des éructations continuelles du malade
pendant l'attaque.

Cette névrose, qui par sa forme singulière se rapproche de la lycanthropie, n'est évidemment sous la dépendance d'aucune affection diathésique qui puisse en
donner l'explication. Le malade n'a jamais été atteint
de syphilis, de rhumatisme, d'éruption dartreuse, de
vers, etc. A toutes nos questions sur ce sujet, il op-
pose les dénégations les plus absolues. Les vents qui
s'accumulent dans les organes digestifs seraient-ils la
cause de cet état nerveux ? Mais le malade affirme
n'avoir point été sujet à cette infirmité avant le développement de sa maladie ; et, du reste, elle ne suffirait
jamais pour expliquer ce trouble profond des organes
respiratoires ; il faudrait au moins reconnaître l'existence d'une prédisposition qui aurait été mise en jeu
par la présence des gaz dans l'intestin. Nous croyons
que cette névrose est un asthme essentiel, présentant
des caractères particuliers qui consistent dans la briè-
veté et la rapidité de l'attaque, et dans son mode de
solution. Mais, quant à l'état nerveux lui-même, il est
tout à fait indépendant ; et ce qui vient à l'appui de
notre assertion, c'est le succès du traitement qui a été
employé. Les moyens qui ont réussi sont, en effet,
ceux qui s'adressent directement à l'état nerveux. Les
lavements froids, les antispasmodiques, les narcotiques employés par la méthode endermique ont, entre

les mains de M. le professeur Dupré, considérablement
amélioré l'état du malade. Les agents hydrothérapiques unis à la magnésie et aux antispasmodiques, employés par M. le professeur Fuster, ont continué la
cure, et le malade est sorti guéri le 14 mai.

Nous terminons ici l'examen des systèmes localisateurs; nous espérons être parvenu à démontrer que
l'affection nerveuse forme bien réellement une espèce
nosologique distincte, que ce n'est nullement aux divers dérangements de la structure anatomique qu'il
faut s'adresser pour expliquer leur existence, que ce
sont de véritables maladies *sans matière.* Il nous reste
maintenant à examiner les systèmes qui ont complètement repoussé toute idée d'altération organique dans
la pathogénie des affections nerveuses.

SECTION II.

Nous avons vu que, dans ce second groupe, on devait établir encore deux catégories. Dans la première, nous avons placé les médecins qui considèrent les maladies nerveuses comme ayant leur siége dans les nerfs mêmes, mais sans produire de changement dans leur structure. Les médecins de la seconde catégorie ont eu des idées plus élevées que les premiers; ils n'ont considéré dans les nerfs que des organes mus par une force dont ils sont les instruments. Pour eux, les véritables affections nerveuses ne doivent donc pas siéger dans les nerfs, mais bien plutôt dans le principe qui les anime. Telle est la dernière opinion que nous aurons à examiner.

CHAPITRE Ier.

Lésion dynamique des nerfs, cause prochaine des maladies nerveuses.

Sydenham, Willis, Morgagni, Tissot, P. Frank, Louyer-Willermay, MM. Foville, Monneret et Fleury, représentent cette opinion.

L'admission des maladies nerveuses sans lésion matérielle est déjà un progrès ; elle dégage ces affections de tout lien, et leur donne une existence bien plus indépendante. Il est, en outre, facile de voir les changements apportés dans la thérapeutique par ce nouveau système. Ce n'est plus à une lésion matérielle ou à toute autre affection du système vivant qu'il faudra s'adresser ; c'est l'état nerveux que l'on devra directement combattre. On voit donc que ce système se rapproche beaucoup de l'opinion que nous aurons à examiner, et qui fait dépendre les affections nerveuses d'une altération des facultés sensitive et motrice.

Seulement ses partisans, poussés, soit par les vues hypothétiques qui régnaient à leur époque, soit par leur répulsion à admettre un principe particulier qui préside aux phénomènes vitaux, ont eu recours à des explications arbitraires, et ont cherché à rattacher les maladies nerveuses à des altérations invisibles des organes du sentiment et du mouvement.

C'est ainsi que *Sydenham*, malgré son génie pratique, malgré les sages conseils qu'il donne de s'en tenir à la seule observation des faits, n'a pas su toujours demeurer fidèle à ses excellents principes ; aussi a-t-il porté dans l'étude des maladies nerveuses ce goût des hypothèses auquel il s'abandonnait si souvent. Pour lui, « la cause de l'affection hystérique, c'est le mouvement irrégulier des esprits animaux ; c'est leur fai-

6

blesse qui les rend faciles à se déranger et à se dis-
siper [1]. » Les esprits animaux peuvent se porter sur
différentes parties du corps, et donnent ainsi lieu à des
symptômes très-variés, caractère que Sydenham a dé-
peint dans les expressions suivantes, reproduites depuis
par tous les auteurs : « L'hystérie est un protée qui
change continuellement de forme, un caméléon qui
varie infiniment ses couleurs [2]. » Nous reprocherions
moins à Sydenham cet amour des théories hypothétiques, s'il ne l'entraînait souvent dans des applications thérapeutiques fâcheuses. C'est à son imagination
toujours portée vers les conceptions arbitraires, que
sont évidemment dus l'abus qu'il faisait des saignées
et des purgatifs, dans le but d'évacuer les humeurs
nuisibles, l'emploi exagéré du fer et des toniques dans
l'hystérie, pour fortifier les esprits animaux. Aussi, tout
en professant une grande admiration pour celui que la
postérité a appelé l'Hippocrate anglais, nous ne pouvons cependant partager l'enthousiasme des médecins
qui lui ont décerné ce glorieux surnom, et nous préfé-
rerions réserver un pareil honneur à Stoll, l'illustre
représentant de la belle École de Vienne ; à Baglivi,
l'un des plus sagaces praticiens de l'École italienne,
trop peu connue de nos jours, et à Baillou, le premier
des médecins français.

---

[1] Sydenham ; Médecine pratique, édition de Baumes. Montpellier, 1816, tom. II, pag. 76.
[2] *Loc. cit.*, pag. 75.

Après *Willis*, qui accuse une mauvaise disposition du cerveau ou des nerfs, ou un vice des esprits animaux [1], reproduisant ainsi l'hypothèse de Sydenham, nous devons citer *Morgagni*. L'illustre auteur des Lettres sur le siége et les causes des maladies, moins exclusif que Willis, s'attache cependant à montrer que l'organe encéphalique est le plus souvent atteint, soit dans son tissu intime, soit dans ses enveloppes, et voici comment il explique le mode d'action de ces altérations diverses du cerveau. «Il est vraisemblable, dit-il, que les esprits animaux éprouvent des mouvements tumultueux, toutes les fois que, poussés avec trop de célérité par une cause quelconque, ils sont parvenus dans certains lieux du cerveau qui sont complètement impénétrables, soit à cause d'une dureté calleuse, soit à raison d'un abcès qui leur forme obstacle. [2]» On a peine à comprendre comment un médecin d'un jugement aussi éclairé, l'un des plus zélés partisans des études anatomo-pathologiques, a pu torturer ainsi les faits pour les plier à une pareille théorie.

Tissot, qui doit partager avec Cullen la gloire d'avoir tiré les maladies nerveuses de l'oubli dans lequel elles étaient plongées, et d'avoir jeté une vive lumière sur cette partie de la science, Tissot n'a pu cependant

[1] Willis; *De morbis convulsivis.*
[2] Morgagni; Lettres sur le siége et les causes des maladies, IXe lettre.

s'abstenir de se livrer aux écarts de son imagination;
son *Traité des maladies des nerfs*[1], quoique contenant
d'excellents préceptes thérapeutiques, renferme encore
un grand nombre de ces vues hypothétiques que nous
avons signalées dans les ouvrages des auteurs précédents. C'est ainsi qu'on voit le médecin de Lausanne
consacrer un chapitre entier à la discussion de la nature des esprits animaux, et admettre qu'ils sont com-
posés par le fluide le plus ténu du corps humain. On
comprend que sa théorie des maladies nerveuses doit
nécessairement se ressentir de ses idées physiologiques ; aussi voit-on figurer au nombre des causes
prochaines des affections nerveuses, les changements
dans la consistance, l'âcreté des esprits animaux. Les
autres causes prochaines sont «celles qui ont leur siége
dans l'intérieur du crâne, qui intéressent les nerfs
mêmes, les maladies du *sensorium commune*, les maladies du muscle qui altèrent son irritabilité, les obstructions dans les nerfs, celles des enveloppes des
nerfs, celles des parties qui les entourent[2].» Cette classification laisse encore beaucoup à désirer, et on peut
entre autres choses reprocher à Tissot d'avoir confondu
les lésions organiques des nerfs avec les véritables
maladies nerveuses. Heureusement, dans le cours de

---

[1] Tissot; Traité des nerfs et de leurs maladies. Paris, 1790,
tom. I, pag. 315.

[2] Tissot; *loc. cit.*, part. II, tom. I, pag. 270.

ses descriptions, le médecin de Lausanne a souvent
oublié ses idées théoriques, et on éprouve alors un
très-grand intérêt à le voir discuter l'action des diverses causes, tant extérieures qu'intérieures, sur la
production des états nerveux, aussi bien que l'influence
des moyens thérapeutiques qui leur sont appropriés.

Que doit-on penser de cette théorie et de l'existence des esprits animaux ? Nous répéterons ici les
paroles de M. le professeur-agrégé Jacquemet, et nous
dirons avec lui : « qu'elle est une séduisante hypothèse, le fruit de plusieurs belles imaginations [1]. »
Aussi devons-nous accepter la recommandation que
nous fait M. le professeur Lordat, dans ses conseils sur
la manière d'étudier la physiologie, de ne croire au
fluide nerveux, aux esprits animaux, etc., que lorsqu'on aura démontré leur existence.

L'admission de ce fluide particulier, impondérable,
invisible, qui avait régné pendant tout le moyen-âge,
se propagea encore jusqu'au dernier siècle ; mais nous
n'en trouvons plus aucune trace dans l'époque con-
temporaine. On voit alors des médecins qui continuent
à rapporter à des lésions nerveuses les maladies de ce
nom, mais qui ne s'expliquent nullement sur la nature de cette altération. *Pierre Frank* comprend, en
effet, ces affections de la manière suivante : « Les

---

[1] Jacquemet ; De la structure des nerfs, etc. (Thèse de concours.
Montpellier, 1854, pag. 90.)

maladies, dit-il, dont la cause, *inhérente à la pulpe
sensitive*, aura pour premier effet d'exalter, de dépri-
mer, de détruire ou de pervertir les fonctions d'une
manière complète ou partielle, constituent pour nous
les maladies nerveuses. Il est de nombreuses maladies
sympathiques dont vous devez chercher la cause dans
un nerf, mais dans un nerf éloigné bien plus que dans
les branches primitives[1]. » Cette théorie ne peut laisser
que de l'incertitude dans l'esprit, qui ne sait en quoi
consiste cette *lésion inhérente à la pulpe sensitive*. Les
indications principales du traitement ont cependant été
bien saisies par P. Frank, qui conseille de s'enquérir,
avant toute autre chose, de la nature primitive ou secondaire de l'altération du système nerveux, et qui
recommande, dans ce dernier cas, de reconnaître la
maladie à laquelle se rattachent les symptômes nerveux.

Dans un ouvrage digne d'éloges à plus d'un titre,
M. *Louyer-Villermay* admet que l'hypochondrie affecte
les organes situés entre les hypochondres et dans ces
cavités, ou plutôt dans leur système nerveux. L'hystérie aurait son siége dans les nerfs de l'utérus[2]. C'est
toujours l'idée d'une lésion immatérielle et invisible,

---

[1] P. Frank; Médecine pratique. Paris, 1842, tom. II, pag. 378.
[2] Louyer-Willermay; Traité des maladies nerveuses ou vaporeuses, tom. I, pag. 217.

comme cause des maladies nerveuses, qui se reproduit
ici.

La même pensée se retrouve dans le travail de M.
Foville[1]. « Les névroses, dit-il, sont des maladies in-
connues dans leur nature organique, et signalées par
des manifestations symptomatiques que le raisonnement conduit à rapporter à quelque dérangement
du système nerveux ou d'une partie de ce système. La
plupart des épilepsies me paraissent se rapporter très-
bien à la définition que j'ai donnée précédemment des
névroses, et dans les cas mêmes où une tumeur du
crâne, un tubercule du cerveau, est la cause excitante
de la maladie, on peut encore appeler névrose l'affection nerveuse qui préside immédiatement à l'at-

[1] Foville; Dictionnaire de médecine et de chirurgie pratiques,
art. *Névroses*. — On voit par là comment les auteurs dont nous
examinons en ce moment les opinions, se distinguent des véritables
organopathistes, dont nous avons parlé plus haut. Ces derniers,
heureux quand ils trouvent une altération dans les centres nerveux,
rapportent la névrose à cette cause anatomique, dont la nature
peut du reste varier. Les autres auteurs, au contraire, reconnaissent que ce n'est pas dans des lésions aussi matérielles qu'il faut
chercher l'origine des maladies nerveuses, aussi se rejettent-ils
sur une cause inhérente à la pulpe sensitive, et sur laquelle ils ne
donnent aucune explication. Cette cause peut ne pas être matérielle; elle serait pour ainsi dire vitale. Ces médecins se rappro-
cheraient ainsi des vitalistes; mais leur répugnance à admettre un
principe distinct produisant les phénomènes vitaux les en sépare
complétement.

taque. . . .» M. Foville a très-bien reconnu que la
lésion organique ne suffit pas pour expliquer le développement de l'affection nerveuse ; aussi a-t-il voulu
chercher une autre cause. Ne pouvant, ou plutôt ne
voulant pas admettre chez l'homme une force particulière, qui préside aux phénomènes vitaux et qui
peut être directement atteinte, il est obligé, comme
les précédents auteurs, de se rejeter sur un prétendu
dérangement des organes du sentiment et du mouvement.

MM. *Monneret* et *Fleury* sont encore plus explicites;
les auteurs du *Compendium de médecine pratique* dé-
finissent la névrose : «une maladie apyrétique, ayant
son siége dans une ou plusieurs parties du système
nerveux encéphalo-rachidien ou ganglionnaire, sans
lésion appréciable et primitive de ces systèmes, et se
manifestant en général d'une manière intermittente
par des troubles graves qui peuvent affecter séparément,
simultanément ou successivement, les parties du système nerveux dévolues au sentiment, au mouvement
ou à l'intelligence [1].» Nous ne voulons pas discuter
cette définition qui nous paraît défectueuse en plusieurs
points ; il nous suffit pour le moment de signaler la
localisation de la cause des maladies nerveuses *dans
une ou plusieurs parties du système nerveux encéphalo-
rachidien ou ganglionnaire.*

[1] Compendium de médecine, art. *Névroses.*

L'altération des fonctions du système nerveux est regardée par M. *Sandras* comme la cause des maladies nerveuses, à l'exclusion de toute lésion matérielle, locale, nécessaire, des organes [1].

Les affections nerveuses, dit encore M. *Barras*, ne consistent que dans une lésion inappréciable du système nerveux, et se distinguent par leurs causes, leurs symptômes, leur traitement et l'absence des lésions cadavériques [2].

L'opinion que nous venons d'exposer est évidemment un progrès sur celles que nous avons rappelées plus haut. Nous ne devons pas être étonné, en effet, de voir des observateurs aussi judicieux que Sydenham, Morgagni, Tissot, P. Frank, etc., rejeter toute idée qui tendrait à donner aux maladies nerveuses une origine matérielle. Nous croyons en effet avoir suffisamment établi que la lésion anatomique n'est jamais la cause essentielle des divers états nerveux qui attaquent l'homme ; nous avons montré le rôle qu'elles jouent dans ces affections, et nous sommes heureux de pouvoir adopter sur ce point l'opinion des médecins que nous venons de citer. Mais, tel qu'il est, leur système présente encore quelques points défectueux que nous devons signaler.

Les nerfs ne sont que des organes, par conséquent

[1] Sandras ; Traité des maladies nerveuses, tom. I, pag. 6.
[2] Barras ; Traité des gastralgies et des entéralgies, pag. 618.

des instruments; ce sont, suivant les expressions de
Tissot, « les cordes cachées qui, dans une salle de
spectacle , font jouer les machines qu'on nous présente [1]; » et les physiologistes qui, comme Dugès,
Brachet, considèrent l'agent nerveux comme la force
vitale, ou qui, comme M. Longet, regardent le système nerveux comme la cause essentielle de tous les
phénomènes de la vie [2], ont évidemment exagéré son
importance. « Ce n'est pas le nerf qui fait la vie, car
le nerf n'a pas en lui-même les conditions de son
existence vitale. Le nerf peut être comparé à un haut
fonctionnaire dans une société politique, qui tient ses
pouvoirs de ses concitoyens, et dont il est le ministre.
Mais, que ceux-ci lui retirent la puissance dont ils
l'avaient investi , et il est réduit à n'être plus rien [3]. »

Reconnaissons cependant l'importance extrême des
nerfs dans l'accomplissement des fonctions de la sensibilité et de la motilité , aussi bien que dans ceux de
l'intelligence. « Le tissu nerveux, dit M. Jacquemet,
n'engendre pas la vie et produit encore moins la pensée..... Et cependant son intervention dans les actes
vitaux et intellectuels nous semble constante, le plus
souvent nécessaire, obligée [4]. » Si donc les nerfs ne
sont que des instruments servant à l'accomplissement

[1] Tissot; *loc. cit.*, part. I, tom. II, pag. 251.
[2] Longet ; Traité de physiologie, tom. II, pag. 1.
[3] Lordat ; Leçons inédites de physiologie, année 1831.
[4] Jacquemet; *loc. cit.*, pag. 48.

des fonctions vitales, leur altération matérielle ou immatérielle ne peut suffire à l'explication des affections nerveuses. La maladie est un phénomène du
même ordre que la santé ; les mêmes principes doivent donc nous guider dans leur étude. Quand la force
qui anime les nerfs est dans une situation normale,
les fonctions accomplies par ces organes conservent
le caractère hygide ; mais si cette puissance reçoit
quelque modification, les nerfs manifestent son mau-
vais état. Ils ne peuvent donc jamais remplir que le rôle
d'instruments, et Sydenham, Tissot, P. Frank, etc.,
ont eu le tort de ne pas reconnaître qu'au-dessus de la
lésion fonctionnelle du système nerveux, il y avait une
altération plus générale qui produisait ces désordres.
Ils avaient cependant su éviter bien des écueils ; ils
n'avaient qu'un pas à faire pour arriver à la vérité :
ils ont laissé aux médecins de l'École de Montpellier
le soin de compléter et de perfectionner leur œuvre.

CHAPITRE II.

Lésion des facultés sensitive et motrice, cause prochaine des maladies nerveuses.

La dernière doctrine que nous devons examiner
est celle dont Barthez est le fondateur. Avant lui cependant, quelques médecins avaient reconnu les vices
des systèmes qui prenaient pour base les idées maté-

rialistes, et avaient senti le besoin de rapporter les
maladies nerveuses à des lésions vitales. C'est ainsi que
Cullen définissait les névroses : « toutes les affections
contre-nature du sentiment ou du mouvement, où la
pyrexie ne constitue pas une partie de la maladie primitive, et toutes celles qui ne dépendent pas d'une
affection topique des organes, mais d'une affection plus
générale du système nerveux et des *puissances du sys-*
tème d'où dépendent plus spécialement le sentiment et
le mouvement [1]. » Ces puissances du système d'où dépendent le sentiment et le mouvement, ne sont-ce pas
ce que plus tard on a désigné sous le nom de forces
sensitive et motrice? Quoi qu'il en soit, Cullen avait
déjà émis sur la nature des affections nerveuses,
d'excellentes idées que l'on ne retrouve malheureusement pas dans sa classification [2].

Sauvages a apporté dans l'étude des maladies nerveuses, ses vues doctrinales sur la composition de l'être
humain. « Il reconnaissait que le corps était une machine, organisée de manière que toutes les fonctions
étaient l'effet immédiat et nécessaire de sa structure;
mais il soutenait, à l'imitation de Stahl, qu'elle avait
besoin d'un premier mobile intelligent, prévoyant et

---

[1] Cullen; Éléments de médecine partique, tom. II, pag. 185.
[2] Cullen divise les névroses en *comata*, *adynamiæ*, *spasmi* et *ve-*
saniæ. Dans les *comata*, il place les apoplexies, qui cependant s'accompagnent souvent de désordre matériel; dans les *spasmi*, on
trouve la diarrhée, le choléra-morbus, le diabète, etc.

conservateur, pour mettre en jeu, régulariser et per-
pétuer ce mécanisme, et il attribuait ces fonctions à
l'âme pensante [1]. » Aussi Sauvages admettait-il que les
forces sensitive et motrice étaient des facultés de l'âme.
Il rapportait les convulsions à une lésion de la puissance motrice. « Il n'y a rien dans le cerveau, disait-il,
qui puisse les expliquer, à la réserve du principe à
qui nous devons le sentiment, la vie et le mouvement [2]. »

On voit que les idées de Cullen et de Sauvages péchaient encore par bien des points; il appartenait à
Barthez de faire connaître la véritable nature des maladies nerveuses. La théorie qu'il donne de ces affections n'est du reste qu'une admirable application de
ses principes physiologiques. Tous les systèmes que
nous avons examinés nous ont présenté des vues plus
ou moins ingénieuses, des idées plus ou moins justes;
mais tous péchaient par la base : le problème physiologique avait été en effet mal posé et mal résolu. Avec
Barthez, au contraire, nous trouvons un système établi sur des principes dont le raisonnement et l'expérience montrent toute la valeur. Aussi est-ce à ce
système seulement que nous voulons donner le nom de
doctrine.

« Une doctrine médicale, dit en effet M. le profes-

---

[1] Lordat; Doctrine médicale de Barthez. Paris, 1808, pag. 43.
[2] Sauvages; Nosologie, tom. III, pag. 122.

seur Dupré, n'est digne de son nom et de sa haute destinée, qu'autant qu'elle peut représenter la science de l'homme tout entière. Déduction rigoureuse de tous les faits connus et examinés sous toutes leurs faces, elle doit porter dans ses entrailles le résumé fidèle du passé, aussi bien que le germe fécond de l'avenir. Résultat complexe de l'observation des phénomènes, de leur analyse, de la comparaison et de la classification des lois qui les gouvernent, et de leur théorie ou de la raison de leur existence, la doctrine doit présenter une notion générale et abstraite qui domine tous les détails et les éclaire, et l'on peut dire qu'ainsi constituée, elle est la science elle-même dans son vaste ensemble et dans son génie[1]. »

Ces caractères ne peuvent se trouver que dans les idées de l'École vitaliste, telles qu'elles ont été exposées par Barthez. Et sans vouloir faire l'apologie de cette doctrine, nous saisirons l'occasion qui se présente à nous pour combattre un reproche qu'on lui adresse souvent. On prétend que les principes de l'École de Montpellier ne lui permettent pas de s'associer aux progrès incessants de la science, et l'attachent d'une manière trop exclusive aux idées de la médecine ancienne. Jamais reproche ne fut moins fondé

---

[1] Dupré ; De l'influence des principales doctrines médicales modernes sur la pathologie et la thérapeutique générales. (Thèse de concours. Montpellier, 1850, pag. 7.)

que celui-là! La doctrine hippocratique se fait une
gloire de son antiquité; mais en même temps elle est
assez large pour recevoir tous les précieux moyens que
l'art contemporain met au service du médecin pour
l'éclairer dans la pratique difficile de son art, et c'est
avec bonheur qu'elle accepte toutes les grandes découvertes de l'École moderne.

Nous ne saurions mieux faire du reste, pour bien
caractériser les principes de l'École de Montpellier,
que de répéter les belles paroles de M. le professeur
Anglada : « Nous avons, dit-il, toujours vu le Vitalisme immuable dans ses principes fondamentaux, fixe
dans ses points de départ, prévoyant dans ses *deside-
rata*, progressif dans sa marche, ferme dans l'appré-
ciation des nouveautés, réservé dans ses doutes,
ouvert à tous les perfectionnements, tranquille enfin
sur le sort qui l'attend, parce qu'il a foi en son principe, qui a glorieusement survécu aux prétendues révolutions de la médecine [1]. »

Examinons de quelle manière Barthez a appliqué
sa doctrine à l'étude des maladies nerveuses. Barthez
admet des forces sensitives dans le principe de la vie.
La sensibilité, dit-il, est une force active, et non un
état passif du principe vital [2]; les forces sensitives

[1] Anglada; De l'importance d'une bonne doctrine médicale pour
la thérapeutique. Montpellier, 1856, pag. 23.

[2] Barthez; Éléments de la science de l'homme. Paris, 1858.

sont distinctes des forces motrices [1] ; celles-ci ont pour cause immédiate de leur action l'influence des forces sensitives [2], opinion contraire à celle professée par Peyer et Haller sur l'irritabilité, et qui attribue les mouvements qu'on détermine par l'irritation des muscles, dans des parties qui ont été retranchées depuis peu du corps vivant, à une propriété cachée dans les fibres musculaires ; cette propriété serait indépendante de tout sentiment [5]. Malgré le profond respect que nous professons pour Barthez et sa doctrine, nous ne pouvons adopter complètement les principes qu'il a posés sur les forces sensitive et motrice. Que chacune de ces facultés de la cause vitale ait une existence à part, c'est ce que nous admettons sans peine ; mais pourquoi vouloir que la force motrice n'agisse que d'après l'influence qu'exerce sur elle la force sensitive ; pourquoi cet assujétissement de la motilité à la sensibilité ? Haller nous paraît se rapprocher bien plus de la vérité, quand il admet une propriété indépendante et destinée à produire le mouvement. Les expériences des physiologistes modernes, et en particulier celles de M. Claude Bernard [4], ont du reste suffisamment démontré cette indépendance de la sensibilité et de la motilité. Ces deux principes ont

[1] *Loc. cit.*, pag. 225.
[2] *Loc. cit.*, pag. 250.
[3] *Loc. cit.*, pag. 251.
[4] Claude Bernard ; Leçons de physiologie expérimentale, 1855.

entre eux des rapports évidents qu'il est impossible de
nier et que nous reconnaissons parfaitement; mais
souvent aussi on les voit agir hors de toute influence
qu'ils pourraient avoir l'un sur l'autre. Ne voit-on pas
des paralysies bornées tantôt au sentiment, tantôt au
mouvement; et dans les cas où la sensibilité est seule
atteinte, comment expliquer la production du mouvement par l'action des forces sensitives sur les motrices ?

Les idées physiologiques de Barthez ont dû lui servir
de base quand il a voulu établir sa doctrine des affections nerveuses. « Dans les maladies dites nerveuses, le système entier des forces du principe vital
est affaibli par une altération habituelle qui s'est intro-
duite dans les forces sensitives et dans leur influence
sur les forces motrices [1]. » Et plus loin nous trouvons :
« Les forces sensitives peuvent être au-dessus ou au-
dessous de leur état normal d'activité, et elles peuvent
avoir une influence plus ou moins vicieuse sur les
forces motrices [2]. » Nous voyons reparaître ici cette influence de la sensibilité sur la motilité, qu'il nous est
impossible d'admettre en pathologie aussi bien qu'en
physiologie. Nous reconnaissons que dans l'état morbide, la force sensitive peut exercer une certaine action
sur la force motrice ; mais nous admettons aussi que

[1] *Loc. cit.*, tom. II, pag. 39.
[2] *Loc. cit.*, tom. II, pag. 44.

cette dernière faculté peut être attaquée directement
et sans l'intermédiaire d'une lésion de la force sensitive. Dans la chorée, par exemple, que l'on doit regarder comme une névrose du mouvement, la sensibilité est dans la plupart des cas parfaitement conservée ;
c'est la motilité qui dans cette espèce morbide est directement atteinte. Quant au traitement, il est tracé
par Barthez avec toute la justesse d'esprit et toute l'ha-
bileté qui le caractérisaient.

En résumé, la doctrine de Barthez peut être résumée de la manière suivante : admission de forces
sensitives et motrices distinctes les unes des autres ;
lésion de ces forces dans les maladies nerveuses, la
sensibilité exerçant toujours une influence marquée
sur la motilité.

Les idées émises par Barthez ont servi de fondement
à la doctrine de l'École de Montpellier, et ses partisans se sont toujours rattachés aux principes fondamentaux que nous venons d'exposer, en les appropriant
ensuite à leurs vues individuelles. C'est ainsi que
Grimaud, qui avait suivi avec avidité les leçons du
chancelier de l'Université de Montpellier, a reconnu
dans l'homme deux principes : « une force motrice
appliquée à mouvoir la matière, une force digestive
appliquée à changer ses qualités physiques, ses qualités de nutrition ; et quoique ces deux forces, dit-il,
dépendent essentiellement d'un seul principe, puisque
la raison d'individualité d'un être vivant ne peut être

que dans la simplicité et l'unité du principe qui l'anime
et le vivifie, il importe cependant, pour la facilité de la
méthode, de les considérer et de les étudier séparément [1]. » Grimaud comprend sous le nom de force
motrice la motilité et la sensibilité, ainsi qu'il est facile de s'en assurer par le passage suivant : « Les
fonctions extérieures dépendent d'une force motrice,
c'est-à-dire d'une force que l'on peut se représenter
comme appliquée à mouvoir la matière et à changer
diversement ses phénomènes de situation ; car, quoique
nous n'apercevions pas distinctement comment le sentiment se trouve attaché au mouvement, cependant il
est clair que l'animal ne peut entrer en relation avec
les objets qui l'environnent et qu'il ne peut prendre
connaissance de ces objets qu'autant qu'il établit et
qu'il soutient dans ses organes ou dans la partie vrai-
ment sensible de ses organes, un ordre, un appareil,
un système de mouvements corrélatifs aux mouvements
des objets ou plutôt des qualités qui doivent l'affecter,
ainsi que Stahl l'a parfaitement exposé [2]. » Les mêmes
principes sont développés par le même auteur dans
son célèbre *Cours de fièvres*. « Dans l'exposition des
phénomènes de la fièvre, il faut, dit-il, distinguer les
uns des autres et présenter séparément les phénomènes dépendant de la force tonique ou motrice d'avec

[1] Grimaud; Premier mémoire sur la nutrition, pag. 158.
[2] Grimaud; *loc. cit.*, pag. 5.

les phénomènes dépendant de la force digestive [1]. »

Grimaud s'attache à prouver que la fièvre considérée d'une manière générale est constituée par la première série de phénomènes, et que les différentes espèces composant le genre des pyrexies sont formées par les diverses altérations des humeurs. Cette dernière pensée nous paraît renfermer une grande vérité : on doit en effet remarquer qu'il est des phénomènes communs à tous les états fébriles ; ce sont ces troubles de la sensibilité et de la motilité, dont on trouve un exemple frappant dans le spasme du début de la fièvre ; ce sont ces phénomènes que Grimaud appelle phénomènes nerveux de la fièvre, et qui nous paraissent parfaitement bien mériter cette désignation.

Dumas, dans son bel ouvrage sur les Maladies chroniques, a été guidé par les mêmes idées. Pour lui, « l'hystérie a pour principe essentiel l'altération des forces sensitive et motrice [2]. » Cet auteur reconnaît aussi avec raison que l'altération de la sensibilité est souvent combinée avec l'altération des humeurs dans les maladies nerveuses [3]. La même pensée est encore exprimée dans le passage suivant : « L'exercice de la sensibilité et de la contractilité peut offrir un désordre et des anomalies qui déterminent, ou des sensations pé-

[1] Grimaud; Cours de fièvres, tom. 1, pag. 75.
[2] Dumas; Doctrine des maladies chroniq. Paris, 1812, pag. 235.
[3] *Loc. cit.*, pag. 250.

nibles et singulières, ou des mouvements insolites, irréguliers et tout à fait contraires à l'état naturel [1]. »

Les idées de Barthez ont trouvé un éloquent interprète dans M. le professeur *Dupré*, qui, dans la thèse que nous avons eu plusieurs fois l'occasion de citer, définit les maladies nerveuses de la manière suivante : « Les maladies nerveuses consistent en des altérations spécifiques de la sensibilité et de la motilité, abstraction faite de l'atonie, de l'excitation ou des diathèses humorales qui peuvent accidentellement les accompagner ; les lésions matérielles des centres ou des cordons nerveux ne sont jamais que des causes accessoires de leur existence [2]. » Dans la définition qu'il a donnée dans ses leçons orales, et que nous reproduisons, M. le professeur Dupré tient à peu près le même langage : « Une maladie nerveuse, dit-il, est une affection de la force vitale, dans laquelle cette force exprime son mal-être par des aberrations du sentiment ou du mouvement [3]. »

Les principes que nous venons d'exposer, et que l'on peut regarder comme la propriété de l'École de Montpellier, se retrouvent également dans quelques écrits sortis de l'École parisienne, et à ce titre il nous a paru intéressant de les rappeler. Parmi les médecins

[1] *Loc. cit.*, pag. 299.
[2] Dupré ; *loc. cit.*, pag. 18.
[3] Dupré ; Leçons orales, 19 novembre 1858.

qui se rapprochent de l'École vitaliste, les uns font
ouvertement profession de leur foi et avouent franche-
ment leurs sympathies pour la doctrine de Montpellier ;
les autres acceptent ses idées sans s'en douter pour
ainsi dire , et doivent être rangés dans cette catégorie
de médecins que M. le professeur Lordat a spirituel-
lement appelés les vitalistes sans le savoir [1]. »

M. *Gibert* appartient à la première classe. A l'é-
poque de la discussion de l'Académie sur le nervosisme,
il a combattu l'idée organicienne, qui « cherche et prétend découvrir dans les organes, dans leur contexture,
dans les molécules dont ils se composent et dans leurs
altérations matérielles, la raison, le pourquoi de la
vie et de tous les phénomènes physiologiques et pathologiques par lesquels elle se révèle [2]. »

L'Union médicale contenait également, il y a quelque
temps, un article de M. *Bourguignon*, dans lequel l'auteur, tout en admettant que les névropathies reconnaissent dans certains cas des causes organiques,
admet aussi une lésion directe des forces vitales[3].

Si nous reproduisons ces diverses opinions , c'est
que nous sommes heureux de voir les médecins revenir peu à peu aux saines traditions de l'Hippocratisme,

[1] Lordat ; Leçons sur le vitalisme. Montpellier, 1832, pag. 34.
[2] Gazette des hôpitaux, 10 février 1859.
[3] Union médicale, 24 mars 1859.

resserrer les rangs de ses fidèles partisans, et opérer ainsi une réunion que nous désirons ardemment [1].

Arrivons aux vitalistes sans le savoir. M. *Sée*, dont on connaît les beaux travaux sur les chorées rhumatismales, admettant des chorées essentielles [2]; M. *Grisolle*, reconnaissant que le principal caractère des maladies nerveuses est d'être sans matière, distinguant des convulsions symptomatiques et essentielles [3], nous paraissent se rattacher parfaitement aux dogmes de l'École hippocratique.

M. *Bouillaud* a aussi, à la tribune de l'Académie, fait une profession de foi qui, nous l'avouons, nous a grandement surpris de la part de l'un des chefs de l'École organicienne. « Je voudrais, s'est-il écrié, voir disparaître ce mot de matérialisme, qui ne s'applique à rien de vrai. Où y a-t-il donc de véritables matérialistes? Est-ce en astronomie, en physique, en mécanique? Mais les astronomes, les physiciens, les mécaniciens reconnaissent l'existence de lois qui régissent la matière, de puissances, de forces qui lui commu-

[1] M. N. Guéneau de Mussy a prononcé, à l'ouverture de ses leçons cliniques, faites en remplacement de M. le professeur Rostan, un discours plein d'érudition et de profondeur, et empreint du vitalisme le plus pur. Nous constatons avec bonheur cette nouvelle adhésion de la part d'un médecin aussi distingué. — Gazette des hôpitaux, 19 avril 1859.

[2] Bulletin de l'Académie de médecine, tom. XV, pag. 345.

[3] Grisolle; Traité de pathologie interne, tom. II, pag. 616.

niquent le mouvement et qui ne tombent pas sous les sens. Il n'y a donc point parmi eux de véritables maté-rialistes; il n'en existe pas non plus parmi les médecins. Nous reconnaissons et nous proclamons tous qu'il y a un grand nombre de maladies sans lésion appré-ciable, sans lésion sensible ni des solides ni des li-quides [1]. »

Nous ne formons qu'un vœu, c'est celui de voir M. Bouillaud et ses collègues persévérer dans les idées qu'ils ont ainsi proclamées; la science et l'humanité ne pourront en retirer que les plus grands profits.

Pour nous, qui, après avoir examiné les diverses opinions émises sur la nature des maladies nerveuses, devons maintenant présenter quelques développements sur la manière dont nous comprenons ce sujet, nous déclarons être guidé par les deux principes suivants : 1° l'admission d'une force vitale, dont la sensibilité et la motilité sont les attributs; 2° comme conséquence naturelle, la croyance à l'altération de ces deux facultés de la cause de la vie, comme constituant la cause prochaine des maladies nerveuses.

[1] Gazette des hôpitaux, 19 février 1859.

SECONDE PARTIE

—

NOTIONS PRÉLIMINAIRES.

Cette seconde partie de notre travail se trouvera nécessairement abrégée par les développements dans lesquels nous sommes déjà entré. La discussion à laquelle nous nous sommes livré des diverses théories émises sur la nature des maladies nerveuses, nous a permis de faire connaître notre opinion sur ce sujet. Il nous suffira donc maintenant de rappeler les principes que nous avons émis, et d'en présenter une formule aussi complète que possible.

Nous avons vu, dans la première partie de ce travail, que l'anatomie seule ne pouvait nous donner une connaissance exacte de la composition de l'homme; que l'agrégat matériel ne pouvait suffire à l'explication de la vie. « Nous le considérons tour à tour, dit M. Lordat, comme un navire muni de ses agrès, comme un ca-

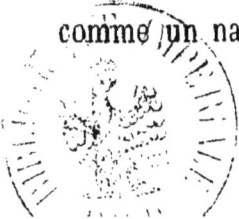

binet de machines aisées à démonter et à remonter,
méthodiquement disposées ; comme une fabrique où
sont réunis divers laboratoires ; comme un théâtre sus-
ceptible d'une topographie compliquée ; comme une
réunion de mixtes très-variés par leurs combinaisons et
leur consistance, susceptibles d'analyse chimique....[1]»
Mais au-dessus de ce mécanisme, nous reconnaissons
deux autres éléments, inconnus dans leur essence,
mais dont notre intelligence nous affirme l'existence :
1º le sens intime, l'âme ; 2º la force vitale.

Le premier de ces principes préside aux phénomènes
intellectuels et moraux ; les actes vitaux constituent
les attributs du second. Ces deux forces, particulières
et distinctes l'une de l'autre, ont également besoin des
organes pour accomplir leurs fonctions ; sans instruments, elles seraient réduites à une incapacité complète. Parmi les divers systèmes organiques, nous
devons accorder la première place aux nerfs, dont l'importance est suffisamment prouvée par ce fait seul
qu'ils apparaissent les premiers dans l'embryon, ainsi
que l'ont établi MM. Sarlandière[2] et Flourens[3]. Et

[1] Lordat; Ébauche d'un plan d'un Traité complet de physiologie
humaine. Montpellier, 1841, pag. 12.

[2] Sarlanlière; Traité du système nerveux, pag. 17.

[3] « Le premier point visible du germe a la forme d'un ver, d'un
serpent et mieux d'une tige recourbée..... Cette tige est l'axe cé-
rébro-spinal et la base primitive et fondamentale de tout l'animal. »
(Flourens; Cours sur la génération. Paris, 1836, pag. 177.)

sans admettre que le cerveau est l'organe sécréteur de
la pensée, nous devons reconnaître cependant que c'est
par son intermédiaire que l'âme accomplit les actes
qui lui sont distincts. Le système nerveux est donc un
instrument commun aux deux principes qui animent
l'homme.

L'observation attentive des actes vitaux nous conduit à admettre dans la force vitale trois facultés[1] pri-
mordiales, présidant chacune à un groupe particulier
de phénomènes ; ce sont : la faculté plastique, la faculté sensitive et la faculté motrice. La distinction que
nous établissons ici, admise par tous les physiologistes
de Montpellier, avait été reconnue dès les premiers
temps de la médecine. C'est ainsi qu'Aristote considérait
l'âme comme le principe de la pensée, de la nutrition,
de la sensibilité et du mouvement[2]. La faculté plastique, qui représente la force digestive de Grimaud,
est destinée à créer les matériaux nécessaires à la
formation et à la réparation de l'organisme ; les lésions de cette faculté constituent les maladies organiques avec matière. Les facultés sensitive et motrice

---

[1] Nous employons, suivant les recommandations de M. le professeur Jaumes (Leçons orales sur la faculté médicatrice, 1857),
l'expression *faculté* à la place du mot *force*, pour éviter toute con-
fusion qui tendrait à faire admettre dans l'homme plusieurs forces
vitales, au lieu de plusieurs facultés d'une même force.

[2] Aristote ; Traité de l'âme, liv. II, chap. III, § 1, pag. 181,
trad. B. Saint-Hilaire.

président, l'une au sentiment, et l'autre au mouvement. Leurs altérations constituent des maladies de
pure action, des maladies sans matière.

Nous croyons avoir, dans les chapitres précédents,
suffisamment établi que les maladies nerveuses con-
sistaient dans des lésions de chacune de ces facultés,
ou des rapports qu'elles doivent conserver entre elles.
Nous ne reviendrons pas, par conséquent, sur cette
démonstration ; mais nous devons maintenant mieux
limiter les affections névropathiques, les distinguer de
quelques états morbides qu'on a souvent confondus
avec elles, et indiquer rapidement leurs caractères,
leurs causes, leur thérapeutique.

CHAPITRE PREMIER.

Des limites des maladies nerveuses, de leur pathogénie.

Parmi les divers états morbides que l'on a souvent
confondus avec les névroses, la folie est le premier
qui mérite de nous occuper. Quelques auteurs, en
effet, guidés sans doute par la considération de l'organe atteint dans les deux espèces morbides, ont voulu
rapprocher les divers désordres de l'intelligence des
états nerveux. Quant à nous, nous ne croyons pas
cette assimilation possible ; nous rejetons toute iden-
tité entre ces différents états. Les folies se rapportent
au sens intime, dont elles sont des lésions, et ne peu-

vent, par conséquent, avoir la même nature que les altérations de la force vitale.

« Les lésions de l'intelligence, disent MM. Monneret et Fleury, ne sont pas des maladies nerveuses. Si l'on ne considère que l'organe, il est évident qu'elles rentrent dans cette classe, car le cerveau est l'instrument de l'âme; mais si l'on considère la force, ce qui doit être, les lésions de l'intelligence ne sont plus des maladies nerveuses [1]. » Mais, quoique différant dans leur principe, ces divers genres de maladies se rapprochent par de nombreux points de contact. Les mêmes conditions individuelles d'"âge, de tempérament, de sexe, etc., s'observent chez les individus prédisposés soit à la folie, soit aux affections nerveuses; les mêmes causes occasionnelles peuvent faire naître l'une ou l'autre de ces maladies. En outre, les rapports qui existent d'une part entre les actes vitaux, et non physiques, ainsi que l'ont écrit Cabanis et F. Bérard, et de l'autre entre les phénomènes intellectuels et moraux, paraissent pour ainsi dire ici dans tout leur éclat. On voit, en effet, très-souvent l'épilepsie par exemple, engendrer la manie, et réciproquement. Ces rapports nombreux que l'on constate justifient parfaitement le mot de Montaigne :

« L'âme et le corps sont unis par une étroite couture, et s'entre-communiquent leur fortune. »

---

[1] Compendium de médecine pratique, art. *Névroses*, tom. VI.

Les mêmes altérations peuvent provoquer chacun de ces états morbides. L'âme a besoin, pour exécuter ses fonctions, du cerveau, organe qui sert aussi à l'accomplissement des fonctions des facultés sensitive et motrice. Suivant la prédisposition du sujet, une lésion de l'organe encéphalique pourra par conséquent provoquer soit un état nerveux, soit un genre de folie quelconque; et pour peu que l'altération soit étendue, on voit alors apparaître à la fois et des phénomènes nerveux et des troubles dans les fonctions morales et intellectuelles. Enfin, dans certains cas, les mêmes moyens thérapeutiques sont applicables à ces deux genres de maladies. On connaît, en effet, l'influence qu'ont sur les folies et sur les maladies nerveuses, les distractions, les voyages, et surtout les divers moyens qui agissent sur le moral du sujet. Toutefois, quelque nombreuses qu'elles soient, les analogies que nous venons de signaler ne peuvent suffire pour nous autoriser à confondre en un seul et même groupe ces deux genres de maladies, si différentes par leur principe. Là où commence la lésion du principe psychique, là aussi s'arrête l'état nerveux.

On voit souvent apparaître dans le cours des maladies, soit aiguës, soit chroniques, certains phénomènes se rapportant à la lésion de la sensibilité et de la motilité, qui ont été confondus avec les véritables affections nerveuses, et dont il importe cependant de les distinguer. Ces phénomènes dépendent, en effet,

d'une altération plus ou moins profonde des facultés
sensitive et motrice, et à ce titre ils paraîtraient bien
devoir être confondus avec les névroses ; mais cette
condition ne peut suffire pour justifier ce rapproche-
chement. Pour qu'une maladie mérite la désignation
d'affection nerveuse, il faut que la lésion du sentiment
et du mouvement soit primitive, qu'elle constitue le
fait initial ; dès que l'on pourra constater tout autre
état morbide antérieur, et dont l'existence explique les
vices de la sensibilité et de la motilité, l'affection ne
doit plus rentrer dans la classe des névroses. Ainsi,
une chlorose produisant des sensations bizarres, des
dérangements dans les fonctions digestives, *pica*, *ma-
lacia*, etc., ne sera pas appelée une maladie nerveuse;
il faudrait pour cela, ainsi que l'a admis à tort M. Jolly,
que le système nerveux fût primitivement lésé [1]. Mais
dans la chlorose, la nutrition est aussi atteinte; et suivant les cas, suivant les individualités, ce sont les lésions des systèmes nerveux ou nutritif qui ont la
prédominance. De même ces divers troubles de la
sensibilité et de la motilité que l'on constate souvent
dans les états fébriles, ne constituent pas des maladies nerveuses. Les convulsions qui viennent souvent

[1] M. Jolly a prétendu que la chlorose consistait dans l'asthénie
du système nerveux, et principalement du système ganglionnaire.
Ce système a été victorieusement réfuté par M. Poujol, agrégé de
la Faculté de Montpellier; on trouvera le compte-rendu de ces
débats dans les Bulletins de l'Académie de médecine, tom. II.

terminer le cours d'une lésion grave, sont des phénomènes nerveux sous la-dépendance de l'affection vitale
constituant l'espèce particulière de la fièvre. Tous les
phénomènes du même ordre qui ont été constatés
dans les inflammations chroniques, dans les diathèses
de diverse matière, ne peuvent être appelés maladies
nerveuses; ce ne sont que les schématismes divers
d'affections de nature différente. On ne dira pas qu'on
a affaire à une hydropisie, si celle-ci est consécutive
à une lésion organique du cœur ; l'accumulation de
sérosité dans le tissu cellulaire ne sera jamais qu'un
symptôme, qui devra certainement être pris en considération ; mais la maladie ne pourra être désignée
que sous le nom de lésion organique du cœur. De
même, les phénomènes nerveux qui apparaissent dans
le cours des maladies, sont des symptômes que l'on
devra traiter, mais qui n'ont pas une valeur suffisante
pour donner leur nom à la maladie primitive.

Les phénomènes nerveux dont nous parlons en ce
moment, existent évidemment à l'état aigu; mais la
même marche est-elle affectée par les véritables affections nerveuses ? Nous n'hésitons pas à répondre par
l'affirmative. Les fièvres que l'on a appelées quelquefois de ce nom, la fièvre lente nerveuse d'Huxham par
exemple, ne peuvent cependant rentrer dans la classe
des névropathies essentielles; il existe en général dans
ces espèces morbides un autre élément concomitant,
et dans la fièvre décrite par l'auteur que nous venons

de citer, il est facile de reconnnaître la présence de l'état catarrhal. Nous ne partagerons pas non plus l'opinion de Dumas, qui prétend que l'on trouve dans les descriptions des fièvres ataxiques faites par les auteurs anciens, l'exposition la plus exacte des caractères et des symptômes de l'affection nerveuse à forme aiguë [1]. Mais on conçoit que le système nerveux puisse être frappé primitivement, que les symptômes produits par son altération ne soient point sous la dépendance d'un tout autre état morbide , et la fièvre peut très-bien alors prendre le nom de nerveuse. On en trouvera des exemples dans la maladie décrite par M. Sandras sous le nom d'état nerveux aigu , dans le travail de M. Bouchut sur le nervosisme, que l'auteur a distingué en nervosisme aigu et chronique. Nous croyons pouvoir aussi regarder comme de véritables affections nerveuses aiguës, certaines observations d'Hippocrate. Chez la femme Déalcis , on constate les symptômes suivants : dans tout le cours de sa maladie , elle est sombre, taciturne, inquiète ; des pleurs alternent avec des rires immodérés , le sommeil est troublé , les extrémités livides, la fièvre peu développée; constipation, urines claires , délire, insensibilité générale , extinction de la voix , etc.

La femme de Déléarcès fut, à la suite de chagrins, prise de fièvre aiguë avec frissonnements. Dès le dé-

<hr/>

[1] Dumas ; *loc. cit.*, pag. 38.

but, elle cherchait à s'envelopper dans ses couver-
tures. Silencieuse, elle avait de la carphologie, grat-
tait, effilait, ramassait des flocons, pleurait, puis
riait; éréthisme du ventre sans évacuations; elle
buvait un peu quand on le lui rappelait; urines ténues,
peu abondantes; au toucher, la fièvre était légère;
froid des extrémités. Le neuvième jour, elle eut beaucoup de divagations, puis revint à elle; taciturnité.
Le quatorzième jour, respiration rare, grande, et par
intervalles devenant courte. Le dix-septième jour,
perturbation du ventre avec éréthisme. Les boissons
passèrent même dans les intestins sans y séjourner.
Insensibilité générale, tension de la peau, avec aridité.
Le vingtième jour, grande loquacité; de nouveau
revenue à elle, elle perdit la parole et eut la respiration courte. Le vingt et unième jour, elle mourut[1].

Quelques auteurs ont aussi regardé la fièvre intermittente, et surtout la fièvre pernicieuse, comme une
maladie nerveuse. Alibert affirmait : « que les symptômes prédominants de cette dernière affection tiennent
à une lésion plus ou moins profonde des systèmes mo-
teur et sensitif[2]. » Et, en effet, s'il y a quelque chose
d'inconnu dans les fièvres intermittentes, si à ce titre
elles méritent de rentrer dans la classe des affections
spécifiques, on ne doit pas méconnaître que l'altéra-

---

[1] Hippocrate; Épidémies, liv. III, sect. III.
[2] Alibert; Fièvres pernicieuses, pag. 138.

tion première porte sur le système nerveux, que la nutrition n'est que secondairement atteinte, qu'en un mot ce sont là des maladies de pure action, sans matière.

Nous pouvons donc affirmer que les maladies nerveuses ont, dans certaines circonstances, une marche aiguë; mais, dans ces cas, elles sortent de leurs habitudes, et se trouvent pour ainsi dire tellement mal à l'aise sous ce vêtement d'emprunt, qu'elles s'empressent aussitôt de le laisser. C'est pour ce motif que l'on voit les fièvres intermittentes, par exemple, dans la constitution desquelles nous avons vu entrer l'élément nerveux, passer très-souvent à l'état chronique. C'est en effet là leur marche habituelle. Ce fait a été signalé par Dumas, et développé par lui avec tout le talent qui se montre dans ses ouvrages. «Le caractère aigu, dit-il, se manifeste d'autant plus dans les maladies, que l'action du système vasculaire y est plus développée... Les fièvres continues ont leur principe dans le cœur et les vaisseaux; les affections du système vasculaire y sont essentiellement dominantes. Or, le caractère aigu est inséparable de ces fièvres..... Les fièvres rémittentes portent sur le système nerveux aussi bien que sur le système vasculaire; mais les affections de ces deux systèmes y sont combinées de manière qu'elles tiennent le milieu entre la continuité des maladies aiguës et l'intermittence des maladies chroniques. Les fièvres intermittentes attaquent directement le système

nerveux ; aussi la tendance de ces fièvres à se prolonger
et à devenir chroniques n'est pas douteuse [1]. » Et plus
loin, on lit le passage suivant : « Le système nerveux
a une disposition constante pour les maladies chroniques ; c'est la source ordinaire des névralgies, des
anesthésies, des vapeurs, de l'hypochondriacie, de
l'hystéricie [2], etc. »

Quant à la nature des affections nerveuses, nous
croyons pouvoir conclure, d'après les développements
dans lesquels nous sommes entré dans la première
partie de ce travail, qu'elles constituent des maladies
essentielles. Puisque aucune cause anatomique ne peut
en effet les expliquer, elles existent par elles-mêmes,
et c'est là le caractère qui fait l'essentialité. Cependant,
dans certains cas les lésions des nerfs peuvent jouer
à leur égard le rôle de cause occasionnelle, ou elles
peuvent par l'étendue même des désordres amener des
troubles nécessaires dans les fonctions de l'innerva-
tion. C'est ainsi que l'on voit des ramollissements
étendus du cerveau produire des paralysies, des convulsions, etc. Dans d'autres cas enfin, il y a des symptômes nerveux qui entrent comme partie constitutive
dans l'appareil phénoménal de certains autres états
morbides : chlorose, diathèses syphilitique, vermineuse, dartreuse, etc.

[1] Dumas ; *loc. cit.*, pag. 322.
[2] Dumas ; *loc. cit.*, pag. 325.

La distinction que nous faisons en ce moment avait été établie par Sarcone, qui reconnaissait diverses espèces de délires, de convulsions, d'épilepsies. Il rapportait cette dernière névrose, soit à un vice engendré dans la tête, soit à l'affection des nerfs en général, soit à un vice engendré dans quelque cavité de la machine [1]. On trouve reproduites dans ce passage les différences que nous avons établies entre les maladies nerveuses essentielles, symptomatiques de lésions diverses, et produites par des altérations matérielles des centres nerveux.

Une question se présente ici à nous : Existe-t-il un état nerveux commun à toutes les formes particulières de névroses, et dont celles-ci ne seraient que des variétés ; ou bien, chacune des maladies nerveuses est-elle parfaitement distincte de ses congénères, a-t-elle une nature différente ? Dumas, F. Bérard, M. Quissac [2], reconnaissent dans toutes les névropathies un trouble fixe, primitif, immuable dans sa nature intime, et réclamant toujours un traitement identique. Les manifestations de cet état peuvent varier à l'infini, et con-

[1] Sarcone; Maladies observées à Naples en 1764, tom. II, pag. 299.
[2] L'élément nerveux comprend des maladies nombreuses très-variées, puisqu'il constitue non-seulement les maladies nerveuses proprement dites, mais qu'il faut en outre lui rapporter ces co-associations, ces complications nerveuses que l'on rencontre dans les fièvres ou autres affections. (Doctrine des éléments morbides, 2e édit., tom. II, pag. 182.)

stituent alors l'épilepsie, l'hystérie, les palpitations de
cœur, les dyspepsies, etc. Nous avouons qu'il nous est
impossible de souscrire à une pareille manière de voir.
Pour que cet élément nerveux existât, a dit M. le professeur Dupré, il faudrait qu'il fût bien caractérisé, qu'il
eût des causes, des symptômes, un traitement particulier[1]. Ce sont là les caractères que l'on trouve dans
toutes les affections catarrhales, bilieuses, inflamma-
toires, etc.

Sous toutes les formes qu'elles peuvent revêtir,
il est facile de reconnaître des causes, des symptômes
semblables, formant ainsi un état particulier et distinct, auquel on doit adresser un traitement toujours
un et identique quant au fonds. Les sudorifiques sont
nécessairement appropriés à l'état catarrhal, les anti-
phlogistiques à l'état inflammatoire, les évacuants à
l'état bilieux. Si l'on compare cette uniformité étiologique, symptomatologique et thérapeutique, à l'immense
variété des maladies nerveuses, première cause des
difficultés de leur traitement, on sera obligé de conclure que l'état nerveux ne peut être assimilé aux affections que nous avons choisies pour exemple. Whytt
obtient des succès magnifiques au moyen des toniques,
et Pomme, au contraire, réussit en employant les adoucissants, les calmants; d'autres médecins placent toute
toute leur foi dans les moyens perturbateurs, l'hydro-

[1] Dupré; Leçons orales, 19 novembre 1858.

thérapie par exemple ; dans d'autres cas, enfin, ce seront les narcotiques, les antispasmodiques, moyens auxquels du reste on ajoute aujourd'hui une confiance bien limitée, qui réussiront.

Peut-on dire que cette variété infinie de moyens thérapeutiques s'adressent toujours à la même modifi-cation vitale? Il est impossible d'admettre que l'épi-lepsie et les palpitations de cœur, la chorée et la dyspepsie, ne soient que les variétés d'un même état morbide. Les différences les plus radicales séparent ces diverses maladies, qui forment des espèces aussi distinctes que les différentes altérations de la faculté plastique. Est-ce que l'on a jamais songé à rapprocher le cancer du tubercule, la goutte de la scrofule? Et cependant, toutes ces affections peuvent se rapporter, en première origine, à une lésion de la faculté plas-tique. Pourquoi donc, si l'on a admis des différences tranchées entre les diverses altérations de la plasticité, ne voudrait-on pas reconnaître des distinctions aussi marquées pour les lésions des facultés sensitive et plastique?

Les maladies nerveuses ont évidemment des carac-tères communs qui les rapprochent; elles ont des res-semblances qui en font une seule et même famille, qui les distinguent complètement des maladies organiques. Mais vouloir admettre que tous les membres de cette famille appartiennent à la même branche, c'est évi-demment faire fausse route.

Il nous reste, pour terminer ce sujet, à prévenir une objection qu'on pourrait nous adresser. Les affections essentielles étant des maladies générales, nous dirait-on peut-être, comment expliquez-vous les névralgies, qni n'affectent qu'un point isolé de l'organisme? Nous ne croyons pas cette objection fondée. Qu'est-ce, en effet, qu'une sensation perçue par un organe? C'est la faculté sensitive s'exerçant dans cet organe ; une névralgie, une paralysie locale du sentiment sont donc le résultat de troubles survenus dans les fonctions de cette faculté, et localisées dans un point quelconque du corps. Admettrait-on qu'une tumeur cancéreuse est une maladie locale, parce qu'elle siége sur une partie isolée de l'agrégat?

Tous les médecins s'accordent aujourd'hui à reconnaître qu'une tumeur de cette nature est le résultat d'une aberration de la faculté plastique; en d'autres termes, que c'est une maladie générale. De même, les désordres survenus dans la sensibilité d'un organe doivent se rapporter à une mauvaise qualité actuelle de la faculté sensitive, s'exerçant à un moment donné dans un endroit limité. Et comme preuve à l'appui de notre opinion, nous pouvons citer les insuccès fréquents du traitement local. Dans un grand nombre de cas, en effet, l'ablation d'un nerf attaqué ne suffit pas pour enlever la maladie. Néanmoins, nous admettons des névralgies, des paralysies, dont la cause doit être recherchée dans l'état local des parties. Qu'un nerf soit

directement atteint par une cause externe, qu'il soit
détruit, et la sensibilité de la région où il se distribue
sera aussitôt pervertie ou abolie. C'est que le système
organique nerveux, ainsi que nous l'avons déjà dit,
quoique n'étant qu'un instrument, a encore une grande
influence, et que ses altérations doivent toujours avoir
quelque effet sur la sensibilité et la motilité des organes
qu'il anime. Mais ce sont plutôt là des maladies des
nerfs que de véritables affections nerveuses. Les névralgies ne peuvent donc en rien détruire la théorie
que nous émettons ; il sera cependant nécessaire d'établir une distinction entre ces maladies nerveuses ainsi
localisées, et celles qui, n'affectant plus particulièrement aucun point de l'organisme, méritent mieux le
nom de maladies générales [1].

Après les développements dans lesquels nous sommes entré, il nous sera facile de donner une définition
répondant à l'idée que nous nous faisons des maladies
nerveuses. Les auteurs ont, en général, plutôt cherché
à présenter une description plus ou moins abrégée et
plus ou moins exacte des symptômes et de la marche
des névroses, qu'à pénétrer dans la nature intime des
affections névropathiques. Adoptant cette dernière ma-

---

[1] M. N. Guéneau de Mussy a admis avec raison qu'à proprement
parler, il n'y a point de maladies locales, qu'il n'y a que des maladies localisées. Ce point a été développé avec un talent remarquable dans le discours que nous avons déjà cité. (Voir la Gazette
des hôpitaux, 19 avril 1859.)

nière de voir, que nous croyons plus conforme à l'esprit scientifique, nous dirons que « *les affections ner-* » *veuses sont des altérations primitives et indépendantes* » *des facultés de la force vitale, connues sous le nom* » *de facultés sensitive et motrice.* » Cette définition, que nous avons cherché à abréger autant que possible, nous paraît cependant caractériser d'une manière suffisante la classe des névroses, et les distinguer des autres maladies qui pourraient présenter quelques points de ressemblance avec elles.

Nous croyons avoir suffisamment expliqué ce que l'on doit entendre par maladies nerveuses : nous avons montré leurs limites ; nous les avons distinguées des divers états morbides avec lesquels on pourrait les confondre ; il ne nous reste plus qu'à indiquer rapidement leurs causes et leurs symptômes généraux, et à tirer de cette étude quelques conclusions thérapeutiques.

CHAPITRE II.

Étiologie.

Notre intention n'est pas d'entrer ici dans une étude approfondie de l'étiologie des maladies nerveuses : nous dépasserions les bornes habituelles d'un pareil travail ; et, du reste, nous ne pourrions que répéter ce que l'on trouve dans les ouvrages publiés sur cette matière, entre autres dans l'excellent livre de Tissot, qui a traité ce sujet avec tout le talent et l'étendue nécessaires.

Les diverses causes des affections nerveuses peuvent se rapporter à deux ordres différents, suivant leur manière d'agir :

1° Elles affaiblissent le système nutritif, et donnent ainsi une prédominance marquée au système nerveux, vérité qu'Hippocrate avait admirablement formulée dans le bel aphorisme : *Sanguis moderator nervorum.* C'est ainsi qu'agissent par exemple les pertes de sang ; on peut facilement constater ce fait chez les animaux qui meurent à la suite de grandes hémorrhagies, et qui présentent des convulsions affreuses dans les derniers moments de leur vie [1]. C'est encore là le mode d'action de la chlorose, dont l'élément nerveux fait bien partie constituante, mais qui peut aussi dans quelques cas, par l'appauvrissement qu'elle amène dans le sang, favoriser le développement de véritables névroses. La grossesse, l'allaitement, une alimentation insuffisante, ont évidemment aussi une influence semblable.

2° Les causes peuvent aussi porter en premier lieu leur action sur le système nerveux, dont elles exaltent directement l'action. Le tempérament nerveux des sujets prédispose à la production des maladies qui

---

[1] On pourra consulter sur ce sujet un excellent article inséré dans les Archives générales de médecine (février 1859) et intitulé : Recherches sur les convulsions se manifestant chez les animaux à la suite de pertes de sang.

affectent ce système organique ; la plupart des passions morales agissent aussi de la même manière.

. Mais la plus grande partie des conditions étiologiques qui favorisent , déterminent ou occasionnent le développement des affections nerveuses, réunissent ces deux modes d'action. Presque toutes ont pour effet habituel d'affaiblir le système nutritif et d'exalter le système nerveux, d'amener un défaut d'équilibre entre la sensibilité et les forces radicales. Les mauvaises habitudes, la masturbation, les excès des plaisirs de l'amour, les passions déprimantes, telles que l'envie, la haine, l'ambition, etc., rentrent dans cette dernière catégorie.

CHAPITRE III.

Symptomatologie.

La symptomatologie générale des maladies nerveuses a été parfaitement résumée par M. le professeur Dupré ; aussi ne saurions-nous mieux faire que de retracer les caractères qu'il a assignés à ces affections et qui sont :

1º Invasion subite sans prodromes.

2º Irrégularité de marche et de durée, intermittence.

3º Point de proportion entre l'appareil phénoménal et la gravité de la maladie.

4º Chronicité, persistance quelquefois pendant toute

la vie ; souvent sans altération des fonctions nutri-
tives ; production possible d'impondérables.

5º Douleurs lancinantes, très-vives, passagères, erra-
tiques, suivant le trajet des nerfs, ou bien mornes,
angoissantes, plutôt calmées qu'augmentées par la pression et le mouvement.

6º Convulsions ou spasmes, dans certains cas mouvements fébriles utiles.

7º Pouls très-lent, concentré, petit, irrégulier,
dur en apparence.

8º Urines claires, abondantes, incolores, insipides.

9º Point de lésions cadavériques, ou lésions sans
proportion avec les symptômes[1].

Outre ces caractères, donnés par M. le professeur
Dupré comme devant surtout servir à établir la distinction des maladies nerveuses et organiques, Tissot
en avait décrit quelques autres, tels que la sécheresse
de la peau, le gonflement de la glande lacrymale, la
différence de dilatation des pupilles[2] ; mais leur existence est bien moins constante, et leur importance
moins grande. Aussi pensons-nous qu'ils ne réunissent pas les conditions suffisantes pour être regardés
comme caractères généraux des maladies nerveuses.

[1] Dupré ; *loc. cit.*, pag. 44.
[2] Tissot ; *loc. cit.*, part. II, tom. II, pag. 197.

CHAPITRE IV.

Diagnostic.

Le diagnostic sera en général facile à établir ; l'étiologie, la symptomatologie, la marche, devront être les
principales sources auxquelles il faudra puiser dans
ce but. Néanmoins, il ne sera pas toujours aisé d'éviter
les erreurs, et plus d'une fois on croira avoir affaire
à une affection nerveuse, alors que la maladie sera
au contraire organique[1].

Un point important sera la détermination de la
nature idiopathique ou symptomatique de la maladie
nerveuse. Dans ce but, on devra chercher s'il n'existe
pas chez le sujet quelque diathèse qui puisse expliquer l'existence de la névrose ; on devra sans cesse
avoir présent à l'esprit le précepte donné par M. le
professeur Anglada, qui recommande de songer dans
les circonstances où le diagnostic ne peut être que
difficilement établi, chez l'homme à la syphilis, chez
la femme à la chlorose, et chez l'enfant à la diathèse
vermineuse[2].

---

[1] On trouvera des exemples remarquables de maladies nerveuses
simulant des maladies organiques, et réciproquement, dans la thèse
de M. le professeur Dupré.

[2] Anglada ; Leçons orales, année 1857.

On devra surtout se méfier de la syphilis, que Tissot accusait d'être l'origine principale de la plus grande
fréquence des maux de nerfs de son temps[1]. Que de
névroses, en effet, que par un examen attentif on dé-
couvrira ne pas être essentielles, on reconnaîtra être
sous la dépendance d'une diathèse quelconque ! Que de
fois on verra échouer les moyens thérapeutiques les
plus variés, et en apparence les plus rationnels, parce
qu'on s'acharnera à combattre directement l'affection
nerveuse, alors qu'au contraire les symptômes les plus
terribles disparaîtront avec une facilité extrême, sous
l'influence d'un traitement approprié à l'affection dartreuse, syphilitique, etc.! Le praticien ne saurait donc
trop se tenir sur ses gardes pour éviter de pareilles
erreurs.

CHAPITRE V.

Pronostic.

Le pronostic des maladies nerveuses, envisagé au
point de vue des dangers que ces affections apportent
pour la conservation des jours du malade, offre en général peu de gravité; on ne trouverait que quelques
rares exceptions à cette règle générale. Il est rare, en
effet, de voir ces maladies compromettre la vie du sujet. Mais si on considère leur longueur, l'état de mal-

[1] Tissot; *loc. cit.*, part. I, tom. I, pag. 43.

aise continuel dans lequel elles tiennent les individus
qu'elles frappent, les difficultés de leur traitement, on
concevra aisément alors qu'à ces divers titres elles méritent toute l'attention du praticien. Les phénomènes
nerveux liés à quelque autre état morbide, offrent
une gravité bien moindre que celle des névropathies
essentielles : le médecin possède en effet, dans ces
cas, une arme assurée, avec laquelle il pourra combattre efficacement les symptômes nerveux. Le traitement de l'affection prédominante suffira en général
pour faire disparaître aussi les lésions de la sensibilité et de la motilité. *Sublata causa, tollitur effectus.*

Néanmoins, on ne devra pas oublier la puissante
influence de l'habitude. On sait, en effet, que les maladies nerveuses prennent des racines de plus en plus
profondes, par la répétition de leurs actes ; aussi peu-
vent-elles dans certains cas s'émanciper de leur cause,
et les phénomènes nerveux qui, dans le principe,
auraient pu être efficacement combattus par le traitement de l'état morbide dont ils n'étaient qu'un symptôme, demanderont un traitement spécial, dès que la
fréquence de leurs apparitions les aura rendus indé-
pendants de leur cause.

Une jeune fille couchée au N° 6 de la salle Sainte-
Marie, vit, à la suite d'une émotion morale, ses règles
se supprimer brusquement. Des attaques d'épilepsie
ne tardèrent pas à se manifester, et persistèrent pendant huit mois, revenant tous les huit jours à peu près.

Après ce laps de temps, et grâce aux moyens employés par M. le professeur Fuster, l'écoulement menstruel reparut ; mais les espérances qu'on avait fondées sur le rétablissement de cette fonction ne se réalisèrent pas, et l'épilepsie, déjà tout à fait indépendante, ne fut nullement influencée par la disparition de sa cause.

CHAPITRE VI.

Traitement.

« De même qu'il suffit de marcher, pour répondre aux sophistes qui combattent l'existence du mouvement ; de même on ne doit opposer à ceux qui nient le rapport nécessaire et réciproque qu'ont la théorie et la pratique de la médecine, que de nouveaux pas qui le démontrent [1]. » Les paroles de Barthez, dont M. le professeur Anglada a prouvé toute la vérité [2], trouvent leur confirmation à chaque pas que l'on fait dans l'étude de la thérapeutique.

« La théorie est mère de la pratique ; et la pratique, à son tour, féconde la théorie. Il y a entre elles un continuel échange de secours et de lumières, sous la garantie du contrôle mutuel qu'elles s'imposent. A ce

[1] Barthez ; Nouveaux éléments de la science de l'homme, 1858, tom. I, pag. 44.

[2] Anglada ; De l'importance d'une bonne doctrine médicale pour la thérapeutique. Montpellier, 1856.

9

point de vue, on peut dire qu'elles représentent deux
éléments inséparables d'un même tout [1]. » Ce sont là
les idées qui nous ont guidé dans l'étude des maladies nerveuses : nous avons cherché à donner de ces
états morbides une doctrine aussi complète et exacte
que possible ; nous avons cru la trouver dans l'ensei-
gnement de l'École de Montpellier, et c'est parce que
nous avons en elle une foi profonde, que nous affirmons maintenant que sans elle toute bonne thérapeutique est impossible.

Dans le traitement des maladies nerveuses, on doit
se rappeler la distinction que nous avons établie entre
les affections névropathiques essentielles ou vraies, et
symptomatiques ou fausses. La thérapeutique de ces
dernières se réduit au traitement de l'état morbide.

C'est dans des cas semblables que l'on reconnaît
l'utilité de la distinction, établie à Montpellier, entre
l'affection et la maladie, entre « l'état morbide qui est
l'impression vitale, la modification dynamique qui
donne lieu aux phénomènes morbides, et l'acte morbide qui consiste dans l'ensemble des phénomènes par
lesquels une maladie se manifeste à nous [2]. »

Le traitement principal doit évidemment s'adresser
à l'état morbide. C'est dans ce but que, ainsi que nous
l'avons dit, le médecin devra s'enquérir avec soin de

[1] Anglada ; *loc. cit.*, pag. 3.
[2] Jaumes ; Leçons orales, 1856.

l'existence d'une diathèse ou d'une autre affection du système vivant dont les phénomènes nerveux ne seraient qu'une manifestation.

Nous n'avons pas à entrer dans l'exposition des divers moyens thérapeutiques appropriés à chacun de ces états morbides, dont les variétés sont extrêmes ; il nous suffit d'avoir posé le principe général qui doit guider le praticien dans la science des indications thérapeutiques. Nous avons vu que souvent, par l'effet de l'habitude, ces phénomènes nerveux s'émancipaient de leur cause, et devenaient de véritables affections essentielles. Nous devons donc examiner le traitement des affections nerveuses, soit consécutives, soit primitives.

Deux questions d'une égale importance se présentent tout d'abord à nous :

1° Faut-il nécessairement traiter tous les états nerveux ? Quelques médecins, ayant observé des cas dans lesquels les malades, à la suite d'un retard dans l'apparition de leurs attaques, éprouvaient un malaise extrême et réclamaient à grands cris les convulsions qui devaient les débarrasser de cet état d'angoisse, quelques médecins ont conclu qu'il était dangereux de traiter toutes les maladies nerveuses ; c'est d'après ces idées que Willis avait donné le précepte suivant : « *Si paroxysmus levior esse solet, absque ulteriori spirituum*

perturbatione, sua sponte pertransire permittatur. »
Les affections nerveuses seraient donc assimilées à ces
maladies qu'il est dangereux de guérir, et qui ont inspiré à Raymond (de Marseille) un des beaux ouvrages
de notre littérature médicale. Nous ne pouvons que
souscrire à cette manière de voir, si l'on ne fait allusion qu'à l'attaque, à la manifestation morbide. A ce
point de vue, il est positif que, chez certains sujets,
les accès sont précédés d'un état de malaise et d'angoisse, que l'apparition des convulsions vient terminer.
« C'est l'état, dit Camper, d'un ciel nébuleux qui ne
peut s'épurer sans orage. » Ces faits tendraient à justifier la question de M. le professeur Dupré, demandant si l'on ne pourrait pas admettre, dans certaines
maladies nerveuses, la production d'impondérables
qui doivent s'excréter par les attaques, et dont la ré-
tention peut être nuisible[1]. Il est donc des cas dans
lesquels il faudra respecter l'accès ; mais si l'on parvient à guérir le besoin de la manifestation morbide,
en d'autres termes l'affection, il ne peut plus y avoir
dans ce sens de maladie nerveuse qu'il serait dangereux de guérir, et la question tombe d'elle-même.

2° Dans la cure des affections nerveuses, doit-on
attendre une intervention heureuse de la nature ? Une
opinion très-répandue parmi les médecins, repousse

---

[1] Dupré ; *loc. cit.*, pag. 24.

toute idée qui tendrait à faire admettre une guérison
naturelle, sans l'intervention de l'art. Les maladies
nerveuses, dit-on, n'ont jamais de crises ; la faculté
médicatrice ne peut rien faire pour leur guérison ; c'est
donc au médecin à agir. C'est là une grave erreur : la
nature peut exercer une action très-heureuse, et les
maladies nerveuses trouvent souvent en elle leur seul
mode de guérison. L'art est la plupart du temps im-
puissant, tandis que les révolutions des âges, et en
particulier la puberté, exercent presque toujours une
influence salutaire. Que d'états nerveux qui disparaissent à la première apparition des règles ! Que d'hys-
téries qui cessent à l'âge critique ! La vie de la femme
est tellement modifiée par l'établissement de cette nouvelle fonction, qui change complètement sa nature, que
nécessairement tous ses actes, tant hygides que morbides, doivent en ressentir une influence immédiate.
Dans le traitement des névroses, il sera donc toujours
important de surveiller les changements apportés par
les révolutions des âges, et d'attendre des modifications
qu'elles apportent les plus heureux résultats. Dans
d'autres circonstances, plus rares à la vérité, on a vu
la solution des maladies nerveuses se faire par l'apparition de la fièvre, de sueurs, d'éruptions diverses
sur le corps, etc. Les belles paroles que Baglivi a pla-
cées en tête de ses écrits [1], comme pour mieux les

---

[1] « Medicus naturæ minister et interpres, quidquid meditetur et

graver dans l'esprit du lecteur, ne perdent donc rien
de leur vérité et de leur valeur dans les maladies nerveuses.

Les deux questions que nous nous étions posées
étant résolues, nous devons maintenant donner quelques principes généraux relatifs à la thérapeutique des
affections nerveuses.

Les indications présentées par ces espèces morbides
sont de deux ordres : étiologiques ou affectives.

Les premières se rapportent aux diverses conditions,
soit individuelles, soit extérieures, qui ont pu favoriser
le développement de l'affection névropathique ; les secondes embrassent les divers éléments qui constituent
la maladie.

Les indications étiologiques ont une grande importance ; aussi ne doivent-elles pas être négligées. La
suppression de la cause suffit , en effet , dans certains
cas, pour amener la disparition de la maladie nerveuse.
Nous avons vu , par exemple , que les diverses révolutions des âges apportaient souvent des modifications
telles, que la cessation de la névrose en était le résultat.
La cause interne , l'âge qui favorisait la persistance de
l'affection nerveuse disparaissant, la maladie a aussi
été anéantie. Corriger les vices du tempérament qui

» faciat ; si naturæ non obtemperat, naturæ non imperat. » (*Baglivi
opera.* Lugduni, 1710, pag. 1.)

présente une sensibilité exagérée, associée à une faiblesse réelle, ne serait-ce pas faire disparaître aussi
une des conditions les plus favorables à la lésion du
système nerveux? Reprendre une éducation jusques
alors mal gouvernée ; faire cesser les mauvaises habitudes auxquelles se livre le sujet ; écarter les causes
morales, dont l'impression est toujours fâcheuse,
n'est-ce pas là aussi, en détruisant les causes qui entre-
tiennent la maladie nerveuse, l'empêcher de prendre
des racines de plus en plus profondes? Aussi a-t-on
souvent vu le traitement étiologique suffire pour faire
totalement disparaître l'affection névropathique. Les
névroses qui sont entretenues par un vice des organes
digestifs, et en particulier de l'estomac, sont quelquefois guéries par les évacuants.

« Zacutus Lusitanus guérit une épilepsie entretenue
par un embarras d'estomac, à l'aide d'une préparation
de vin stibié donné à quatre reprises différentes [1]. »

Raymond (de Marseille) parle de névroses dont la
production était due à la suppression intempestive d'un
cautère ou d'un ulcère, guéries par le rétablissement
de ces exutoires [2]. Le même auteur cite plus loin le
cas d'une épilepsie qui avait pour cause la brusque

[1] Combal; loc. cit., pag. 60.
[2] Raymond (de Marseille); Maladies qu'il est dangereux de
guérir. Paris, 1818, pag. 175.

disparition du flux menstruel , et dont la guérison eut
lieu dès que les règles eurent reparu[1].

Nous avons vu dernièrement, au N° 13 de la salle
Sainte-Marie, une jeune fille atteinte d'hystérie à la
suite de la suppression des menstrues , et dont les
accès ne paraissaient qu'à l'époque où les règles avaient
l'habitude d'arriver. Une saignée du bras faite quelques jours auparavant empêchait l'affection nerveuse
de se manifester. Mais si la malade négligeait de recourir à ce moyen , aussitôt l'hystérie se montrait avec
tous ses caractères. Les attaques étaient au nombre
de deux toutes les vingt-quatre heures , et persistaient
pendant quatre ou cinq jours , après quoi la malade
était tranquille jusqu'à une nouvelle période men-
struelle. Un traitement destiné à rappeler les règles
avait été entrepris par M. le professeur Fuster ; mais
cette jeune fille dut sortir de l'hôpital quelque temps
après son arrivée , et bien avant que les moyens thérapeutiques employés eussent eu le temps de produire
aucun effet.

Nous avons vivement regretté de ne pouvoir pour-
suivre cette observation , mais nous sommes persuadé
que la réapparition de l'écoulement menstruel aurait
suffi pour faire cesser tout phénomène nerveux.

Dans d'autres cas, les diverses conditions que nous
venons de signaler n'auront joué que le rôle de cause

[1] Raymond ; *loc. cit.*, pag. 222.

occasionnelle ; elles auront mis en jeu une disposition qui aurait éclaté dans toute autre circonstance ; les indications étiologiques n'ont plus alors aucune valeur. Mais comme il est difficile *à priori* de déterminer l'influence précise de l'étiologie dans la production de l'affection nerveuse, le médecin devra toujours diriger ses vues de ce côté et chercher à détruire la cause.

Dans le cas où les indications étiologiques ont été remplies sans aucun résultat, il faut alors attaquer directement l'affection nerveuse, examiner les divers éléments qui la composent, et les combattre séparément ; ou bien, dans les cas où cette distinction est impossible, il faut, par des moyens perturbateurs ou spécifiques, si l'on en possède, chercher à amener la solution de la maladie.

La méthode naturelle est généralement peu employée ; néanmoins elle sera de mise quand on apercevra quelque tendance à la production d'un mouvement critique et salutaire ; à la puberté, on devra, chez les jeunes filles, favoriser l'apparition des règles ; de même, si l'on peut espérer qu'un mouvement fébrile, des sueurs, une éruption, etc., par leur apparition exerceront une influence heureuse, et si l'on peut constater l'existence des efforts que fait la faculté médicatrice pour arriver à ce résultat, on devra aider la nature dans ses opérations.

La méthode analytique trouve bien plus souvent que la précédente les raisons de son emploi. Décomposer

l'affection nerveuse en ses divers éléments, reconnaître
si elle est idiopathique ou symptomatique, etc., tel est
le but de cette méthode, dont les ressources ont été
parfaitement développées par Barthez, Dumas, F. Bérard et M. Lordat. Par l'analyse, on verra tour à tour
dominer la faiblesse, l'excitation, le spasme, la dou-
leur, et on devra alors recourir à l'emploi des toniques,
des calmants, des antispasmodiques ou des narcotiques. L'excitation et l'atonie sont souvent combinées
ensemble ; ces deux éléments demandant des moyens
opposés, leur traitement offre alors de grandes difficultés. C'est dans l'emploi successif des adoucissants
et des excitants, des relâchants et des toniques, qu'on
trouvera les ressources les plus efficaces pour arrêter
ces maladies. En même temps, les révulsifs, les dé-
rivatifs seront appliqués, si l'analyse a démontré la
présence d'un élément fluxionnaire pouvant produire
des congestions sur différents organes du corps, et en
particulier sur le cerveau.

La méthode empirique sera aussi fréquemment mise
en usage. Dumas s'est servi de la méthode imitatrice,
quand, donnant à l'épilepsie une forme intermittente,
il l'a ensuite attaquée par le quinquina [1]. La méthode

---

[1] Ce fait intéressant a été communiqué par Dumas à la première
classe de l'Institut national, le 5 novembre 1810. On en trouvera
la description dans les journaux de l'époque. (Voyez Journal de
médecine et de chirurgie, par Sédillot, Moniteur universel, Bulletin
de la Société philomatique.)

perturbatrice est tous les jours employée dans les cas
de névrose invétérée, où il faut nécessairement rompre
la chaîne habituelle des mouvements morbides. C'est
dans ce but que Barthez faisait un usage alternatif des
toniques et des sédatifs. « L'esprit de ces deux méthodes, dit-il, est de donner au principe vital des impres-
sions qui se succèdent en sens contraire, qui rompent
la chaîne de ses affections morbifiques, et qui l'amènent, comme par des sortes d'oscillations, à rentrer
dans l'ordre naturel de la distribution et des commu-
nications de ces forces [1]. » C'est de la même manière
qu'agit l'émétique à hautes doses, employé de nos
jours dans le traitement de la chorée par MM. Notta
(de Lisieux) et Boulay (d'Auteuil). C'est enfin là le
mode d'action de l'hydrothérapie. Cette médication ne
doit pas être employée d'une manière exclusive, ainsi
que le recommandent quelques hydropathes ; mais
combinée avec les autres agents thérapeutiques, elle
peut être d'un grand secours dans le traitement des
névroses. C'est ainsi que nous la voyons appliquer
journellement à l'Hôtel-Dieu Saint-Éloi par M. le
professeur Fuster, et nous pouvons en constater les
heureux effets. Il serait donc à désirer que cet agent
thérapeutique, tout en se régularisant dans son mode
d'action, prît une extension et un développement plus
grands.

[1] Barthez ; *loc. cit.*, tom. II, pag. 46.

La méthode spécifique ne présente malheureusement
pas un grand nombre de circonstances dans lesquelles
elle puisse être employée. Les espérances qu'avaient
données la valériane, le cuivre, le zinc, etc., n'ont
pas été réalisées, et l'on peut affirmer que les diverses
espèces morbides qui composent le genre des névroses
ne possèdent pas encore de véritables spécifiques.
Les divers médicaments vantés comme tels devront
cependant être associés aux autres moyens employés
dans le traitement des affections nerveuses, et pourront
ainsi être de quelque utilité ; mais on ne devra jamais
mettre en eux une foi complète et absolue.

Dans tous les cas, l'hygiène rendra de plus grands
services que la matière médicale. C'est ainsi que l'on
verra des effets magnifiques se produire sous l'influence d'une alimentation convenable, de l'emploi des
bains, de l'exercice, des voyages, des distractions, etc.
Ces divers moyens, utiles dans toutes les maladies
chroniques, ont encore une efficacité bien plus grande
dans les affections nerveuses, et c'est leur supériorité
sur les médicaments qui a inspiré à un médecin de
Padoue ces paroles, empreintes d'une exagération marquée : « *Fuge medicamentos et medicamenta, et sana-
veris* »

CONCLUSIONS.

I.

Les affections nerveuses forment un genre morbide distinct, et demandent une classe particulière dans le cadre nosologique.

II.

Elles doivent être considérées comme des lésions des facultés sensitive et motrice.

III.

Les altérations des nerfs ou des centres nerveux peuvent donner lieu à des lésions de la sensibilité et de la motilité ; mais elles ne doivent pas pour cela être regardées comme des maladies nerveuses : elles constituent de véritables maladies organiques.

IV.

Il existe des lésions de la sensibilité et de la motilité, qui sont sous la dépendance d'autres états morbides : ce sont là des phénomènes nerveux, mais non des affections nerveuses.

V.

L'état de dépendance ou d'indépendance des lésions de la sensibilité et de la motilité doit fournir les premières indications.

VI.

On devra toujours s'adresser à l'affection primitive, combattre par conséquent les divers états morbides qui dominent la scène, ou attaquer directement l'affection nerveuse, si elle est essentielle.

VII.

S'il existe quelque lésion anatomique qui produise ces phénomènes nerveux, c'est cette lésion que l'on devra combattre.

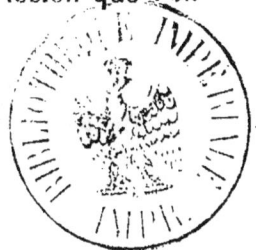

FIN.

TABLE DES MATIÈRES

SECONDE PARTIE.

Exposé des principaux dogmes relatifs à l'histoire des maladies nerveuses.

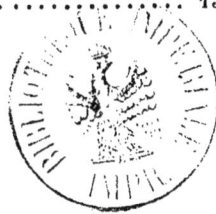

FIN DE LA TABLE DES MATIÈRES.

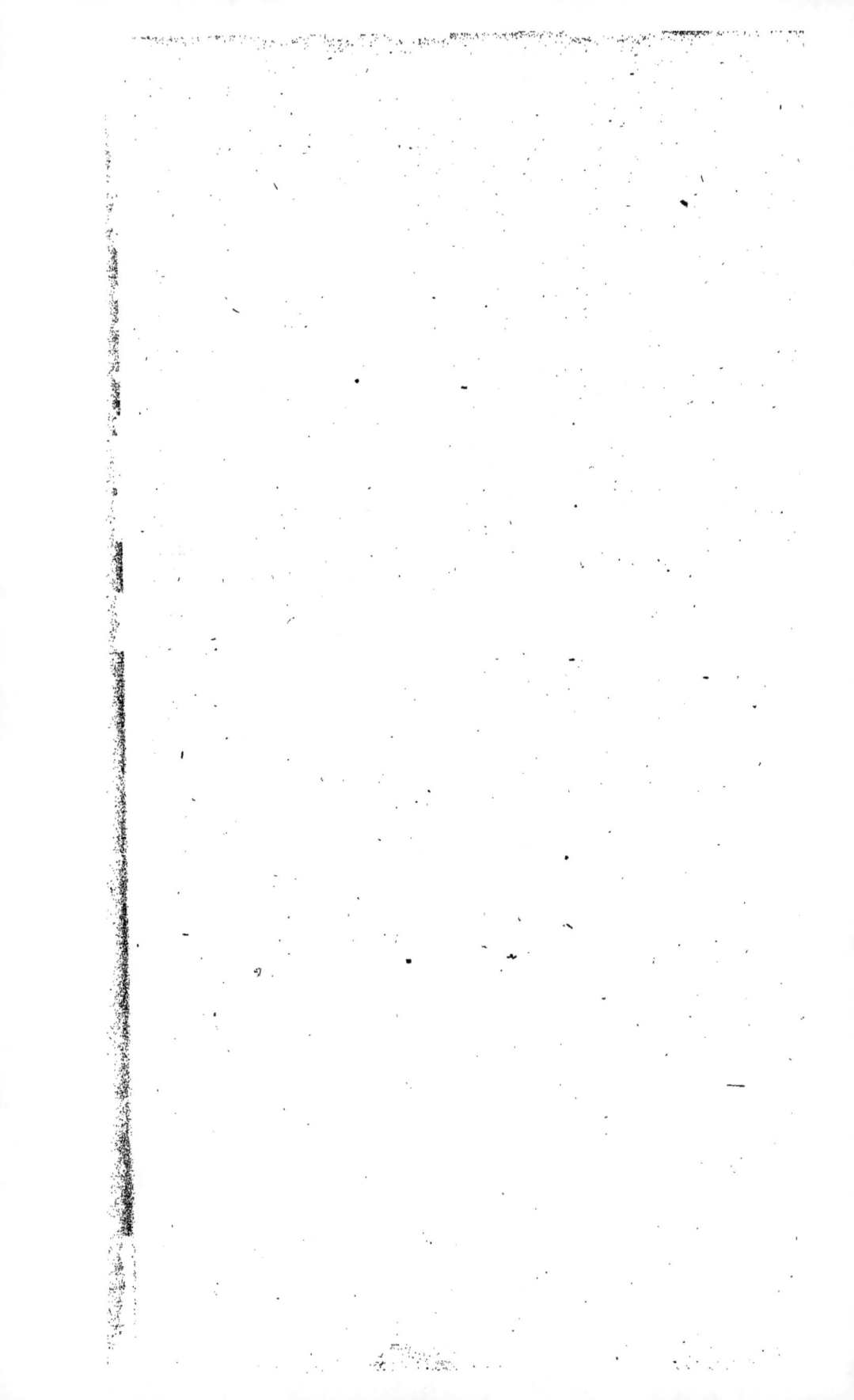

www.ingramcontent.com/pod-product-compliance
Lightning Source LLC
Chambersburg PA
CBHW062020200326
41519CB00017B/4866